まちがいさがしは 脳を瞬間的・総合的に強化できる極めて高度な脳トレ

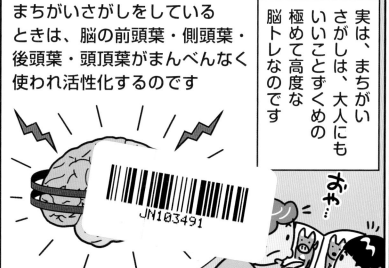

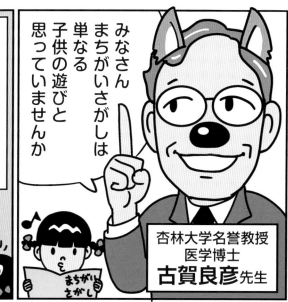

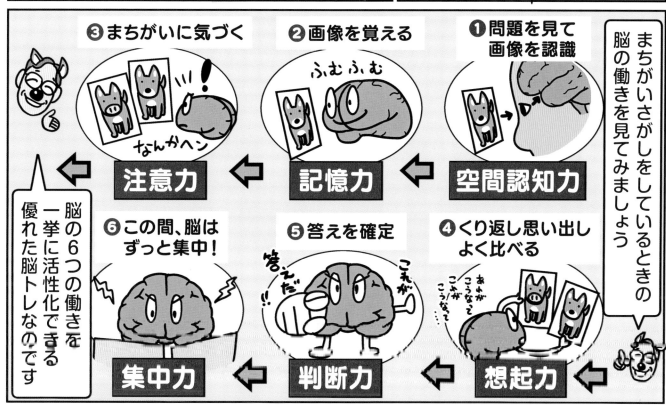

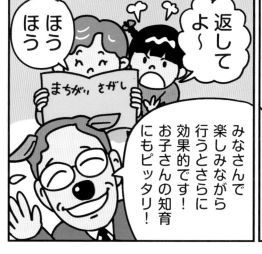

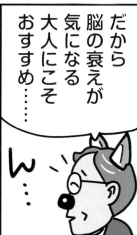

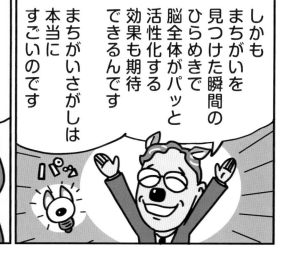

「まちがいさがし」は単なる子供の遊びではなく、衰えやすい6大脳力が一挙に強まるすごい脳トレ

本当はすごい「まちがいさがし」

誰もが一度は楽しんだ経験がある「まちがいさがし」。大人も子供もつい夢中になってしまう不思議な魅力があることは、よくご存じでしょう。

実は、このまちがいさがし、単なる「子供の遊び」ではないことが、脳科学的に明らかにされつつあります。何を隠そう、脳のさまざまな部位の働きを瞬間的・総合的に強化できる、極めて高度な脳トレであることがわかってきたのです。

普段の生活でテレビばかりみていたり、ずっとぼんやりしていたりすると、脳はどんどん衰えてしまいます。記憶力が衰えて物忘れが増えたり、集中力が低下して飽きっぽくなったり、注意力や判断力が弱まってうっかりミスが生じたり、感情をコントロールできなくなって怒りっぽくなったり、やる気が減退したりしてしまうのです。

そうした脳の衰えを防ぐ毎日の習慣としてぜひ取り入れてほしいのが、まちがいさがしです。脳は大きく4つの領域（前頭葉・頭頂葉・側頭葉・後頭葉）に分けられますが、まちがいさがしを行

うと、そのすべての領域が一斉に活性化すると考えられるからです。

まちがいさがしで出題される絵や写真の視覚情報はまず脳の後頭葉で認識され、頭頂葉で位置関係や形などが分析されます。次に、その情報は側頭葉に記憶されます。その記憶を頼りに、脳のほかの部位と連携しながら、意識を集中させてまちがいを見つけ出すのが、思考・判断をつかさどる脳の司令塔「前頭葉」の働きです。

あまり意識することはないと思いますが、まちがいさがしは、脳の4大領域を効率よく働かせることができる稀有（けう）な脳トレでもあるのです。

記憶力など6つの脳力を瞬間強化する高度な脳トレ

まちがいさがしが脳に及ぼす効果について、さらにくわしく見ていきましょう。

まず、まちがいさがしは脳トレのジャンルの中で、「記憶系」に分類されます。問題を解くには記憶力が必要になると同時に、まちがいさがしを解くことによって記憶力が強化されるのです。

実際に、2つ並んだ絵や写真からまちがい（相違点）を見つけるには、以下のような脳の作業が必要になってきます。

第一に、2つの絵や写真の細部や全体を視覚情報としてとらえ、一時的に覚える必要が出てきます。ここには「空間認知」と「記憶」の働きがかかわってきます。

第二に、直前の記憶を思い起こして、記憶にある視覚情報と今見ている絵や写真との間に相違点がないかに意識を向けていくことになります。ここで「想起」と「注意」の働きが必要になります。

まちがいさがしをするときの脳の各部位の働き

前頭葉
意識を集中させまちがいを見つける

頭頂葉
位置関係や形など視覚的空間処理

側頭葉
視覚情報を記憶

後頭葉
視覚からの情報処理

第三に、相違点が本当に相違点であると気づくには、確認作業と「判断」力が必要になります。

そして、こうした一連の脳の働きを幾度となくくり返すためには、相応の「集中」力を要します。

つまり、まちがいさがしを解く過程では、主に①記憶力（覚える力）だけでなく、②集中力（関心を持続する力）③注意力（気づく力）④判断力（正しく認識・評価する力）、⑤想起力（思い出す力）、⑥空間認知力（物の位置や形状、大きさを認知する力）という「6大脳力」が総動員されるのです。

脳はある意味で筋肉と似ています。何歳になっても、使えば使うほど強化されます。つまり、まちがいさがしは、年とともに衰えやすい「6大脳力」を一挙に強化できる、極めて高度な脳トレだったのです。私が冒頭で「単なる子供の遊びではない」といった理由は、ここにあるわけです。

まちがいを見つけた瞬間
脳全体がパッと活性化

それだけではありません。まちがいさがしが優れているのは、「あ、ここが違う！」と気づいた瞬間に、一種の喜びに似た感覚を伴う「ひらめき」が生まれることです。このひらめきがまた、脳にとって最良の刺激になるのです。

新しいアイデアを思いついた瞬間、悩み事が解決した瞬間、何かをついに成し遂げた瞬間など、私たちがひらめきをひとたび感じると気分が高揚し、その瞬間に脳は一斉に活性化するのです。みなさんもこうした経験をしたことがあるでしょう。暗い気持ちがパッと晴れるような、暗闇の中、電球の明かりがパッと光るような、そんな感覚です。

まちがいさがしは、こうした**ひらめきに似た感覚を日常で手軽に体験できる**優れた脳トレでもあるのです。

本書のまちがいさがしには、1問につき5つのまちがいが隠れています。つまり、ひらめきに似た感覚を体験できるチャンスが、1問につき5回も用意されているのです。

いぬのかわいい表情やしぐさに
ときめきを感じて癒される脳活

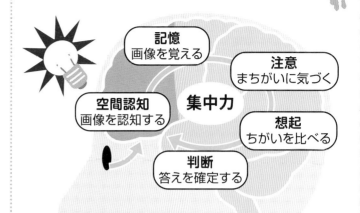

まちがいさがしの脳活効果

記憶
画像を覚える

注意
まちがいに気づく

空間認知
画像を認知する

集中力

想起
ちがいを比べる

判断
答えを確定する

おまけに、本書のまちがいさがしの題材は、みなさんも（私も）大好きな「いぬの写真」。表情豊かないぬたちの愛くるしい瞬間が集められています。

暗いニュースが多い昨今、かわいさを極めたいぬたちの表情やしぐさを見るだけで、思わず顔がほころび、心が癒され、暗い気持ちがフッと軽くなるのではないでしょうか。

事実、認知症の患者さんたちに動物と触れ合ってもらったり、動物の写真を見てもらったりすると、表情がパッと明るくなり、**失われていた記憶を取り戻したり、不可解な言動が減ったりする**ことを、日々の診療でよく経験します。

ある研究[*]によれば、「いぬを飼っている人は長生きをする傾向がある」との報告もあります。まさに、いぬは人類の友なのです。

まちがいさがしをするときは、いぬをなでたときの毛並みの感触、感情を表すしっぽの動き、キャンキャン、クンクン、ワンワンなど、どんな鳴き声を発しているのかなど、写真では得られない情報にも想像を巡らせてみてください。フキダシのセリフをつぶやいても楽しいですね。**脳全体のさらなる活性化につながる**はずです。

さらに、まちがいさがしをするときは、一人でじっくり解くのもいいですが、家族や仲間とワイワイ競い合いながら取り組むのもおすすめです。「いぬってこんな行動をするよね」「ここがかわいいよね」と、いぬの話に花を咲かせながら取り組

＊スウェーデンのウプサラ大学のトーベ・ファル准教授らの研究。340万人のデータを12年間に渡って調査した。
Circulation : Cardiovascular Quaity Outcome 12:e005342.

むと、自然と円滑なコミュニケーションが生まれ、脳にとってさらにいい効果が期待できます。

最近、「脳への刺激が足りない」「ついボンヤリする」「ボーッとテレビばかりみている」……そんな人こそ、まちがいさがしの新習慣を始めてみましょう。めんどうなことは何一つありません。何しろ「ワンミニット、1分見るだけ！」でいいのですから。それだけで、**記憶力をはじめとする脳の力を瞬時に強化する**ことにつながるのです。

まだ半信半疑の方は、問題に取り組んでみてください。一とおりクリアするころには、1分以内にまちがいを探すときの「ドキドキ」と「ワクワク」、そしていぬのかわいさに思わずキュンとしてしまう「ときめき」で、夢中になっているはずです。

ときめきを感じて癒されながら没頭して脳を活性化できるいぬのまちがいさがしは、まさに最強の脳トレの一つといっていいでしょう。

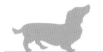
まちがいさがしの6大効果

空間認知力を強化

物の位置や形状、大きさを正確に把握する脳力が高まるので、物をなくしたり、道に迷ったり、何かにぶつかったり、転倒したり、車の運転ミスをしたりという状況を避けやすくなる。

記憶力を強化

特に短期記憶の力が磨かれ、物忘れをしたり、物をなくしたり、同じ話を何度もしたり、仕事や料理などの作業でモタついたりすることを防ぎやすくなる。

想起力を強化

直前の記憶を何度も思い出す必要があるので想起力が磨かれ、人や物の名前が出てこなくなったり、アレソレなどの言葉が増えたり、会話中に言葉につまったりするのを防ぎやすくなる。

注意力を強化

些細な違いや違和感に気づきやすくなるため、忘れ物や見落としが少なくなり、うっかりミスが防げて、めんどうな家事や仕事もまちがいなくこなせるようになる。

判断力を強化

とっさの判断ができるようになるため、道を歩いているときに車や人をうまく避けられたり、スーパーなどで商品を選ぶときに的確な選択が素早くできたりする。

集中力を強化

頭がさえている時間が長くなり、テレビのニュースや新聞の内容をよく理解できて、人との会話でも聞き逃しが少なくなる。根気が続くようになり趣味や仕事が充実してくる。

●本書のまちがいさがしのやり方●

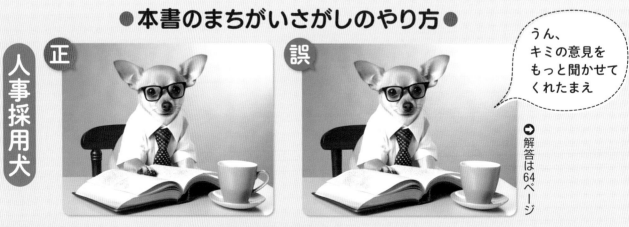

人事採用犬

正　誤

うん、キミの意見をもっと聞かせてくれたまえ

➡解答は64ページ

「正」と「誤」を見比べて、まず、1分間にまちがい（相違点）を何個見つけられるか数えてください。1問につきまちがいは5つ隠れています。全部見つけられなかったときは、次に、5つのまちがいをすべて見つけるまでの時間を計測してください。楽しみながら解くのが、脳活効果を高めるコツです。

① 覚えてる犬

この前、お散歩に行くっていって、病院に行きましたよね

1分で見つけた数	個
全部見つけるまでの時間	分　秒

正

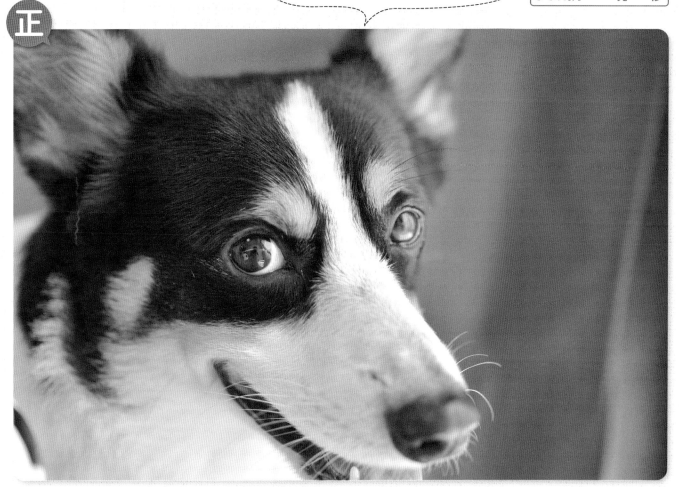

誤 まちがいは5つ。1分で探してわん。

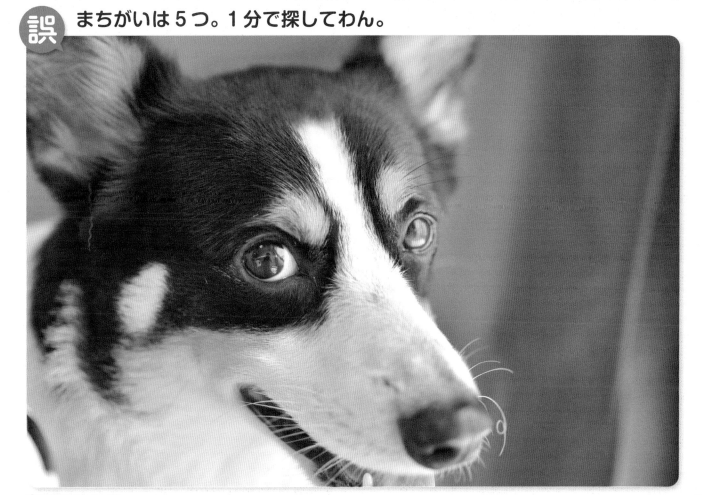

→解答は64ページ

えと、コーギーじゃなくて、コーヒーくださいっていったの

| 1分で見つけた数 | 個 |
| 全部見つけるまでの時間 | 分　秒 |

正

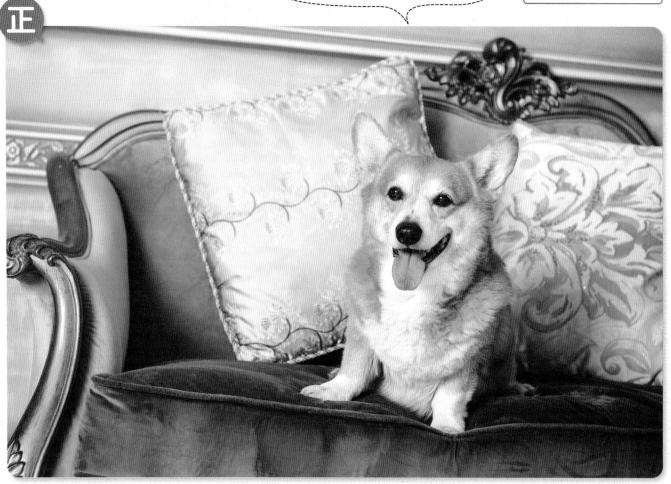

解答は64ページ

誤 まちがいは5つ。1分で探してわん。

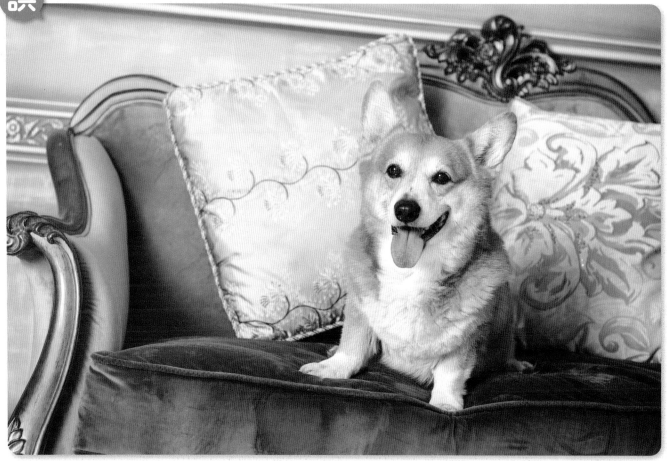

➡ 解答は64ページ

③ 論破され犬

正

こりゃ、痛いところを突かれましたね

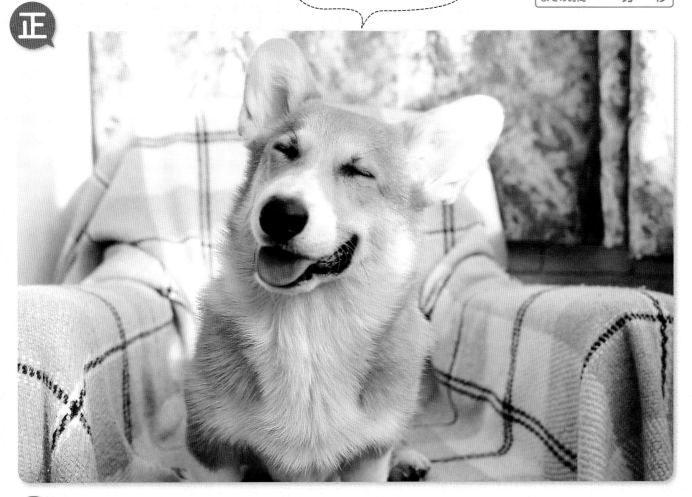

誤 まちがいは5つ。1分で探してわん。

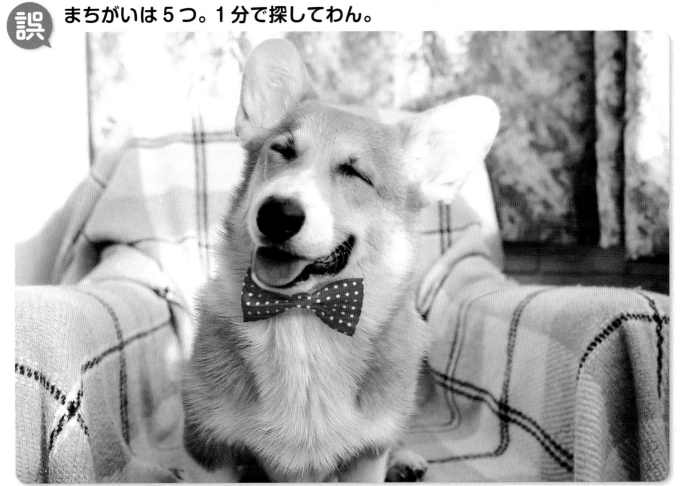

➡解答は64ページ

④ 濡れ衣犬

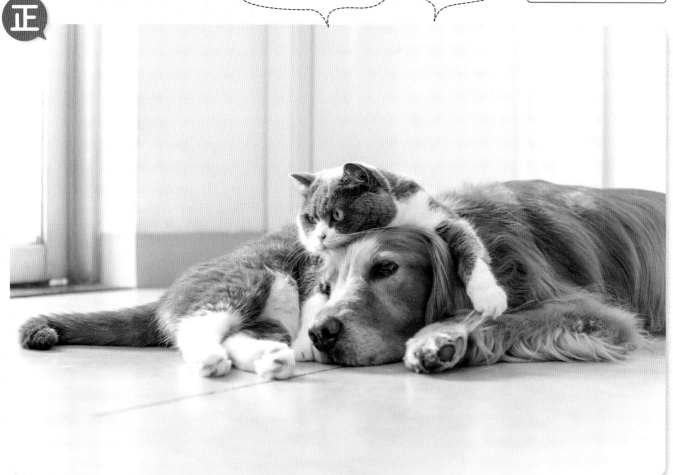

花ビンを割ったのは
このコです！

お、
おい……

正

まちがいは5つ。1分で探してわん。

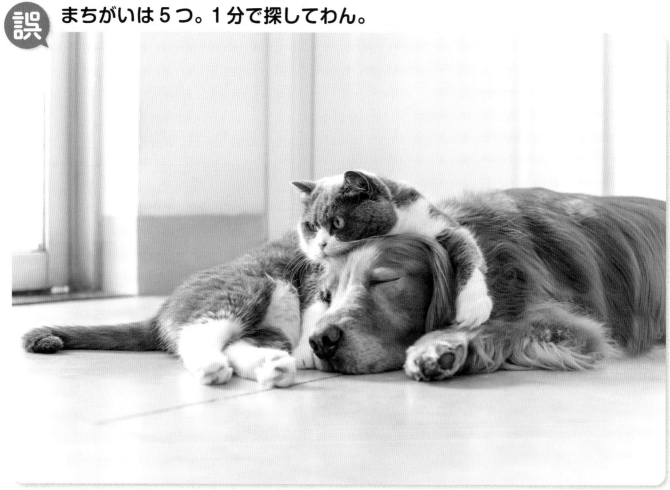

誤

→ 解答は64ページ

⑤ 経理犬

正

出張費の金額違ってますよ。
もう一度計算して

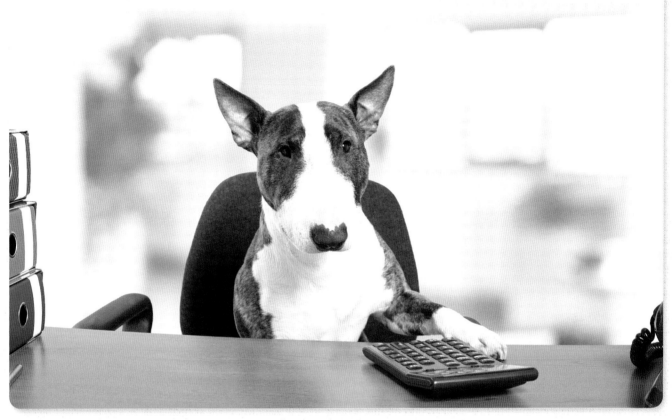

誤 まちがいは5つ。1分で探してわん。

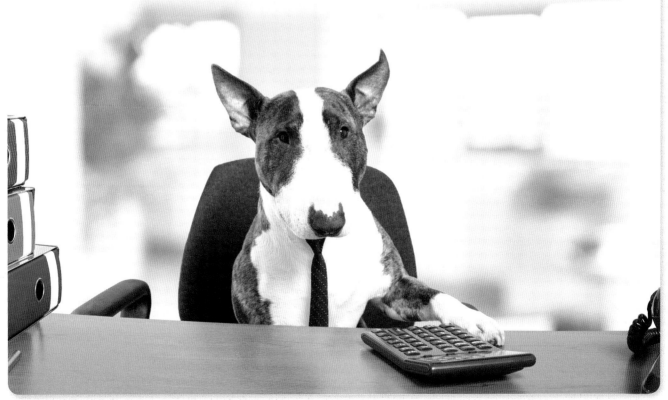

セレブ犬

タワマンの眺めも、
少し飽きたな……

正

➡解答は64ページ

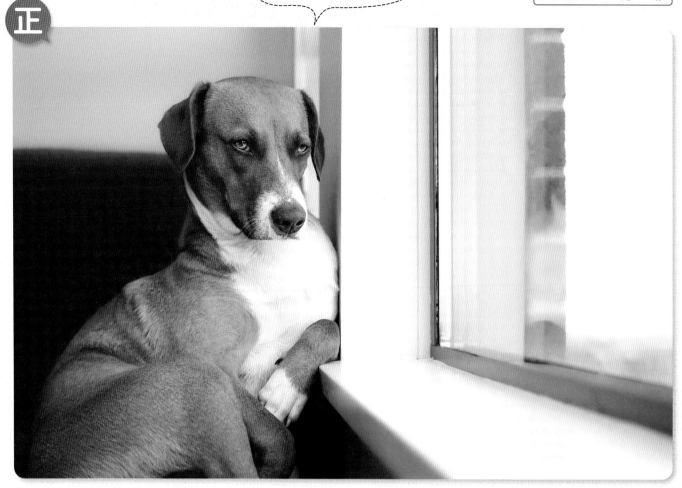

誤 まちがいは5つ。1分で探してわん。

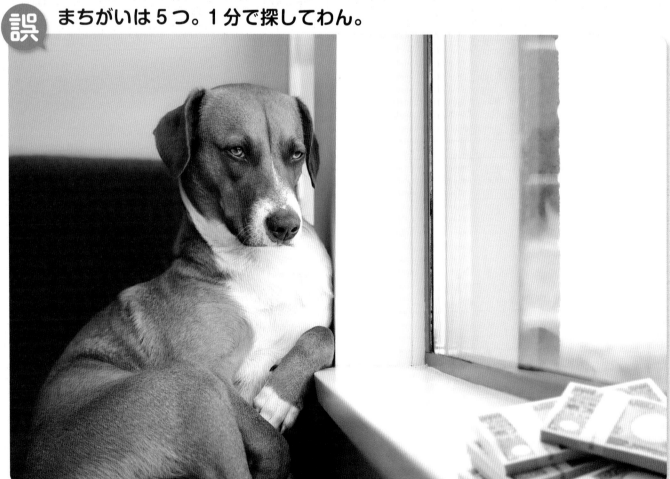

➡解答は64ページ

⑦ 下足番犬

新しいスリッパ、
かみかみして
柔らかくしときました

1分で 見つけた数	個
全部見つける までの時間	分　秒

正

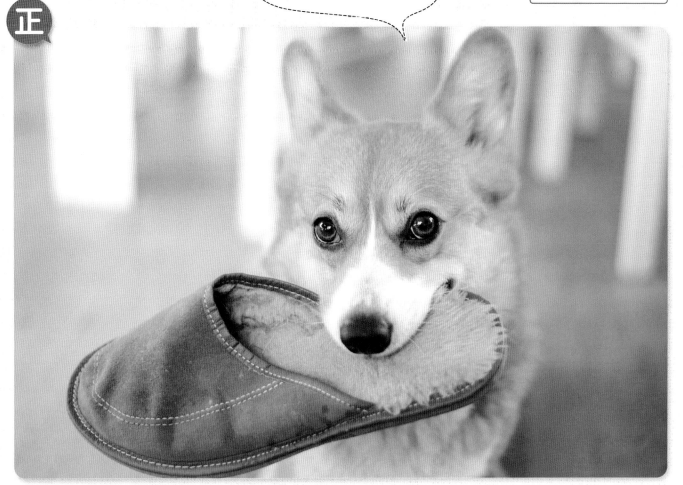

誤 まちがいは5つ。1分で探してわん。

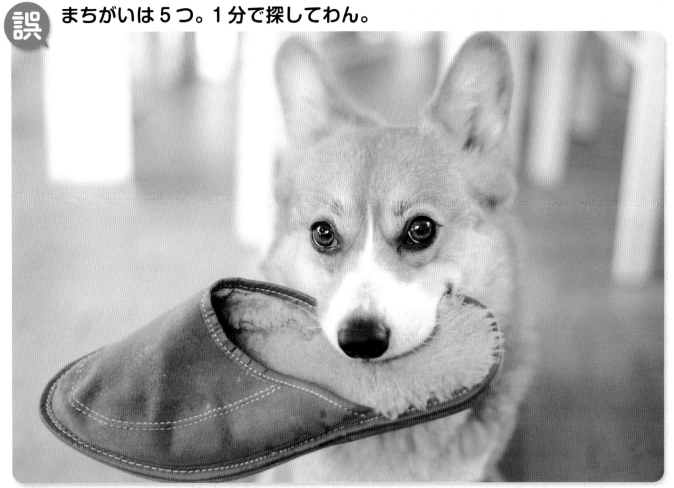

→解答は65ページ

8 ルームサービス犬

→ 解答は65ページ

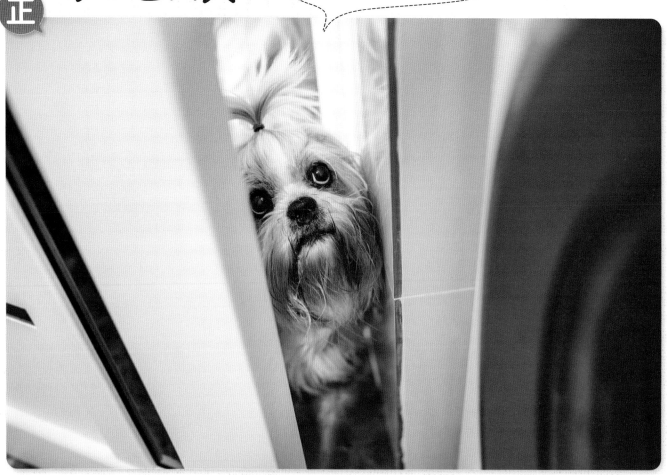

まちがいは5つ。1分で探してわん。

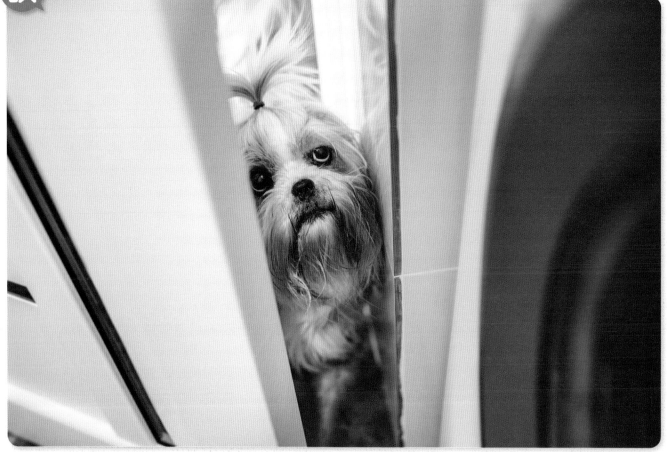

解答は65ページ

1分で見つけた数	個
全部見つけるまでの時間	分　秒

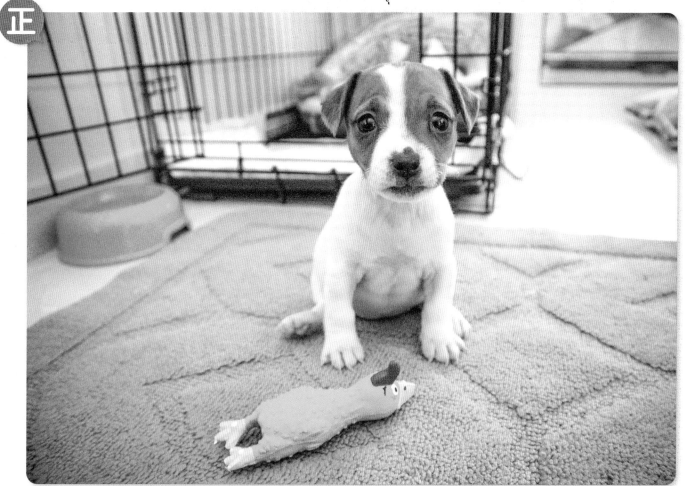

どうしよう、強くかみすぎちゃった？

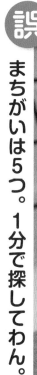

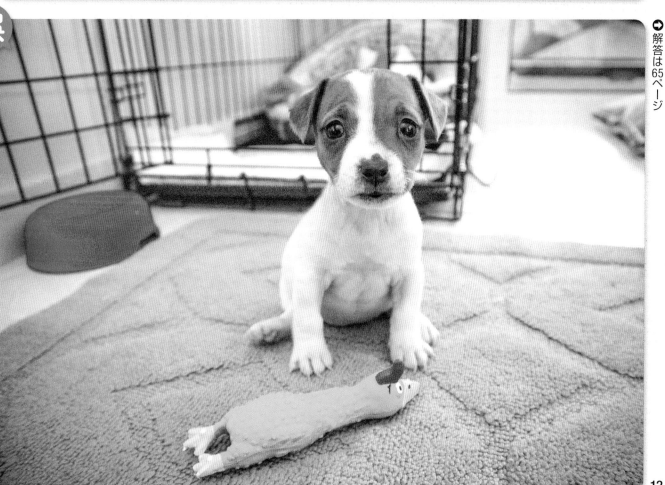

まちがいは5つ。1分で探してわん。

百発百中犬

においで
わかりますけど

正

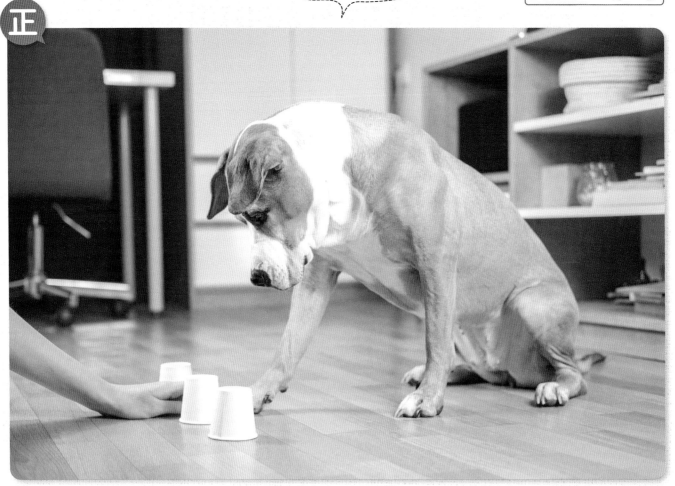

誤 まちがいは5つ。1分で探してわん。

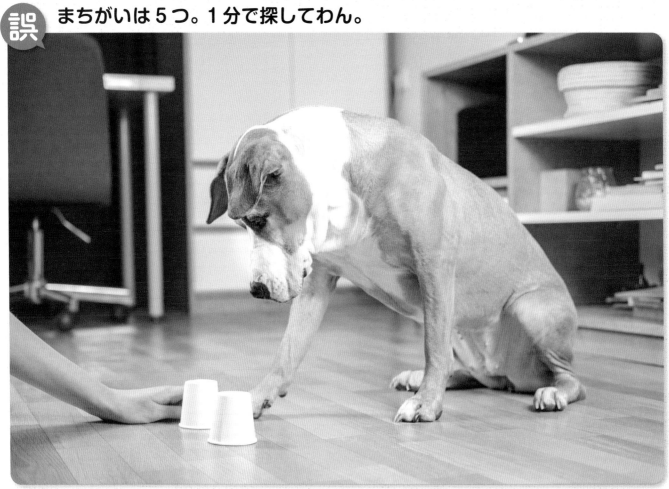

○解答は65ページ

⑪ パン屋さん犬

食パン、
いりませんかー

正

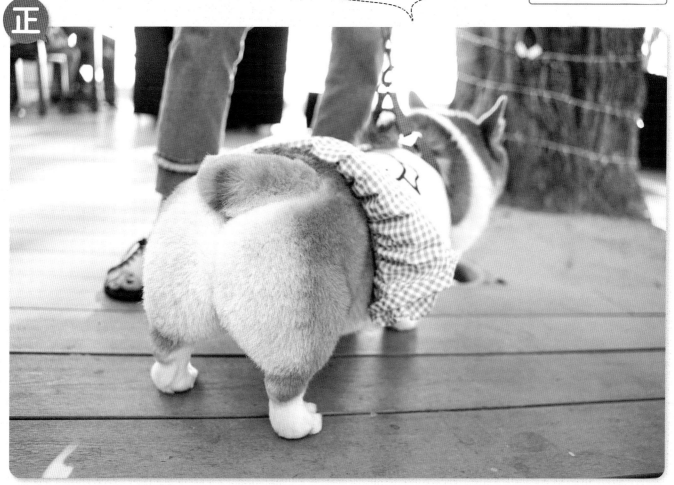

誤 まちがいは5つ。1分で探してわん。

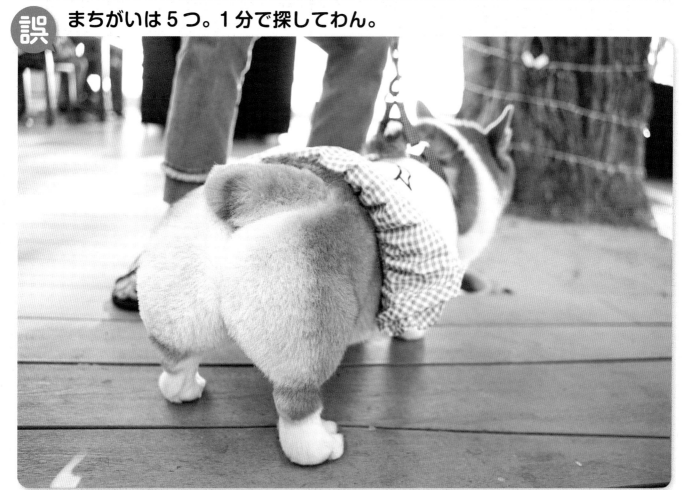

◆解答は65ページ

ちょっと、そこくすぐったい〜

正

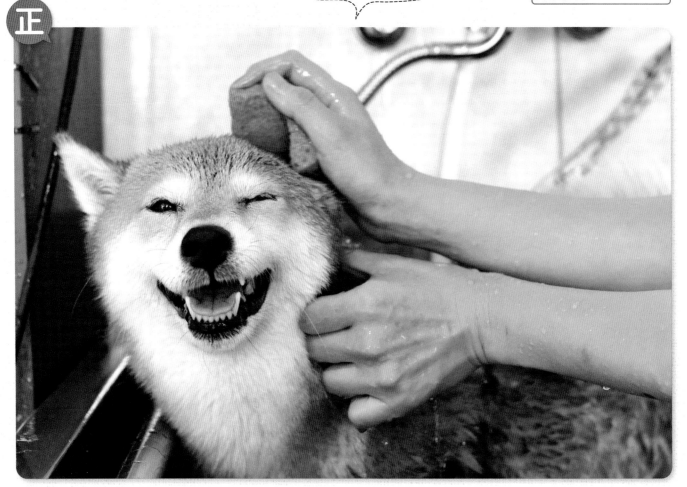

◯解答は65ページ

誤 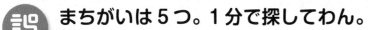まちがいは5つ。1分で探してわん。

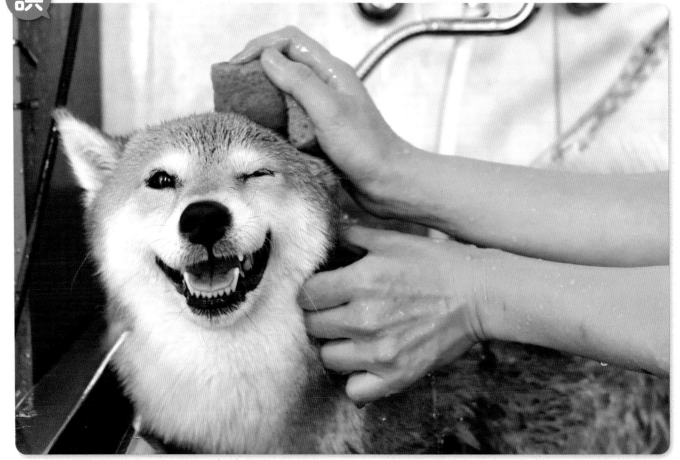

◯解答は65ページ

正

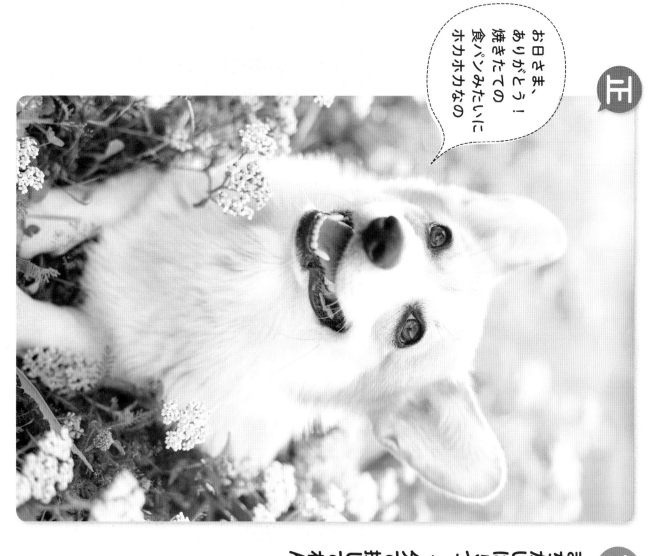

お日さま、
ありがとう！
焼きたての
食パンみたいに
ホカホカなの

誤

まちがいは5つ。1分で探してね。

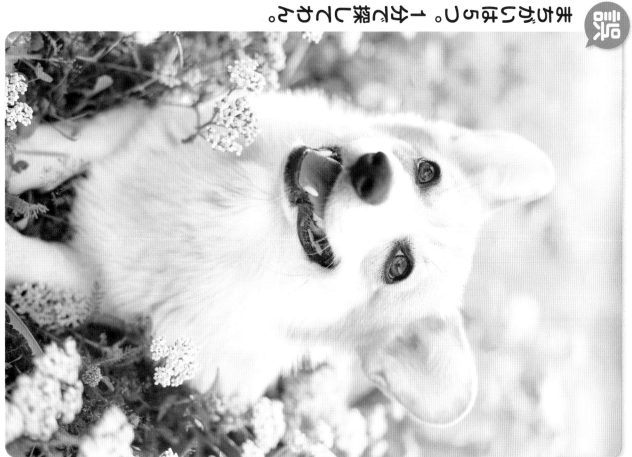

1分で
見つけた数　　　個

全部見つける
までの時間　　分　　秒

解答は65ページ

⑭MC犬

あなたの知らない
いぬの世界へようこそ

1分で見つけた数	個
全部見つけるまでの時間	分 秒

正

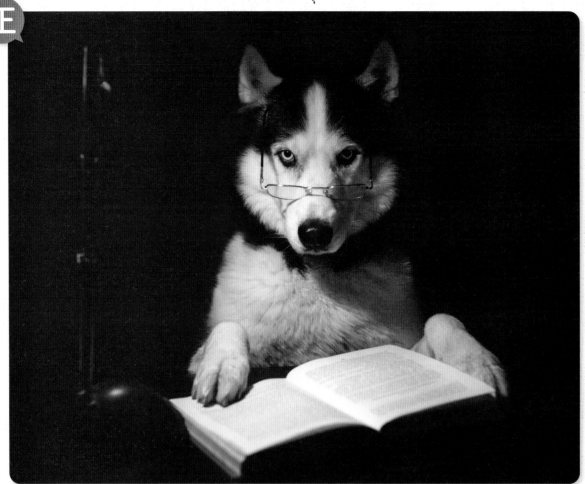

誤

まちがいは5つ。1分で探してわん。

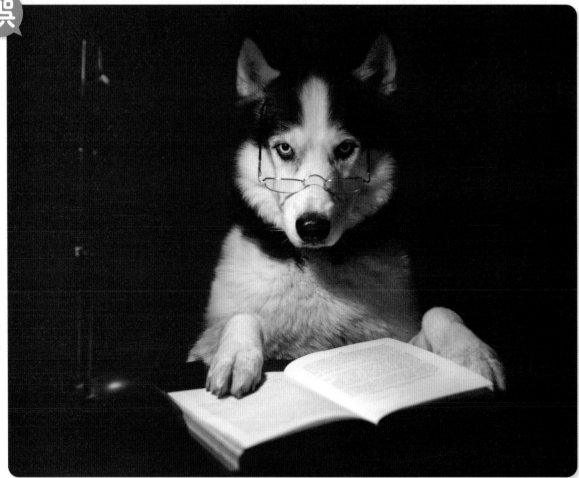

➡ 解答は65ページ

えっ、鈴はねこさんが
つけるものなの？

1分で 見つけた数	個
全部見つける までの時間	分　秒

正

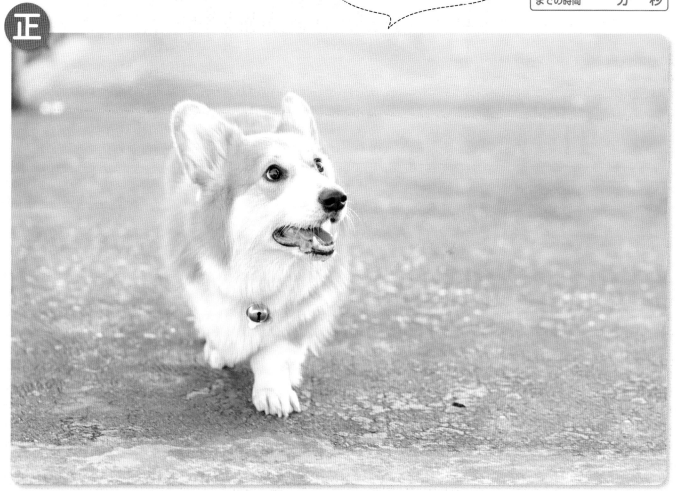

◯解答は66ページ

誤 **まちがいは5つ。1分で探してわん。**

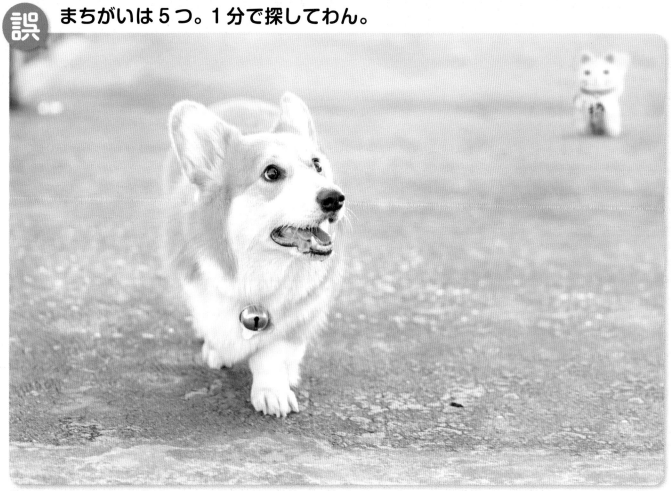

1分で 見つけた数	個
全部見つける までの時間	分　秒

16 ダンス犬

正

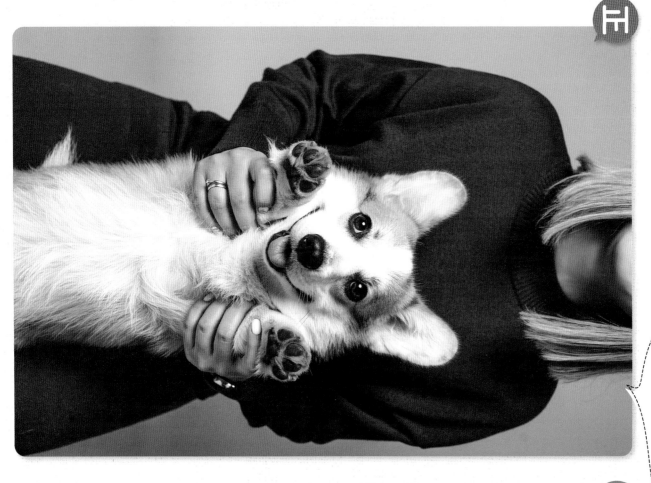

これ、ブレイキンの
練習じゃない？盆踊り？

誤

まちがいは5つ。1分以内に探してね。

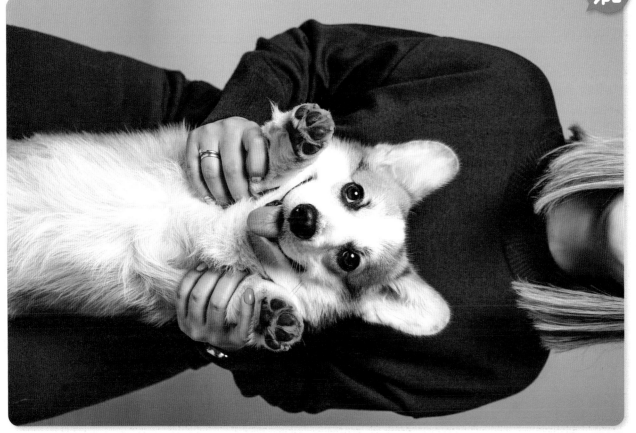

1分で見つけた数	個
全部見つけるまでの時間	分　秒

解答は99ページ

20

私に
ひれ伏すのでちゅ

| 1分で 見つけた数 | 個 |
| 全部見つける までの時間 | 分　秒 |

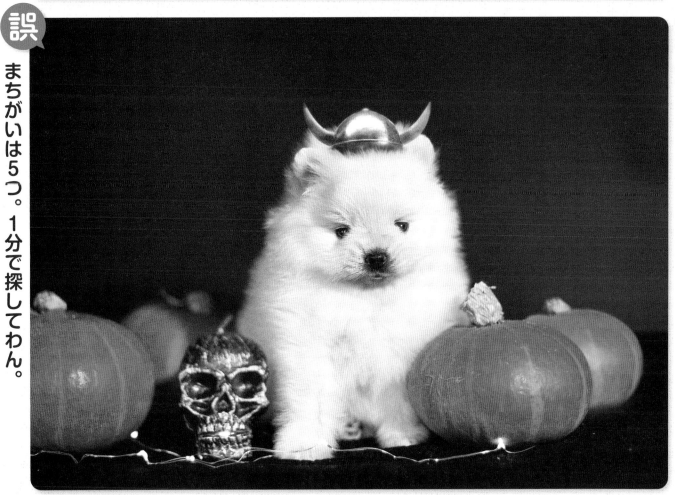

➡ 解答は66ページ

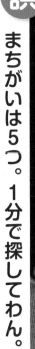

まちがいは5つ。1分で探してわん。

21

気が のらない犬

正

だるー。
ねこさん代わりに
行ってよ

お散歩だってさ、
早く行きなよ

| 1分で 見つけた数 | 個 |
| 全部見つける までの時間 | 分　秒 |

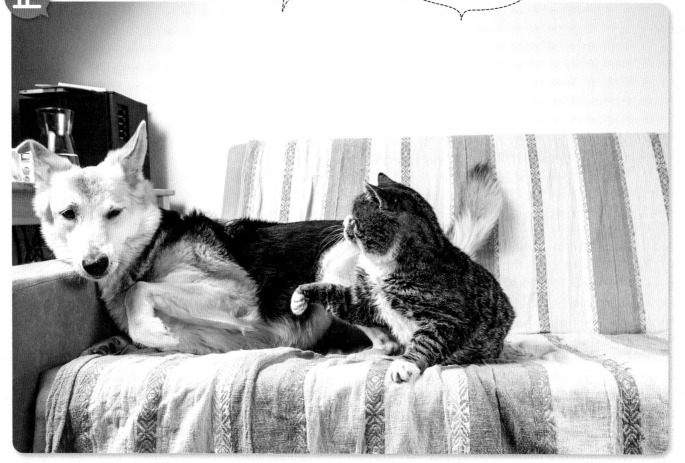

● 解答は66ページ

誤 まちがいは5つ。1分で探してわん。

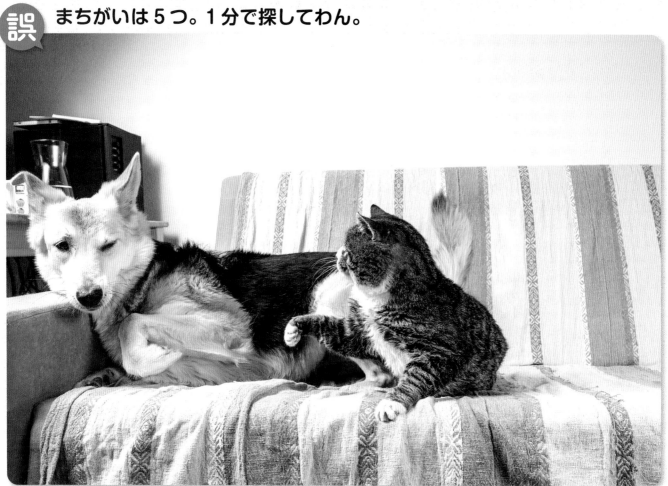

⑲ 課長犬

田中くん、例の案件はどうなってる？

正

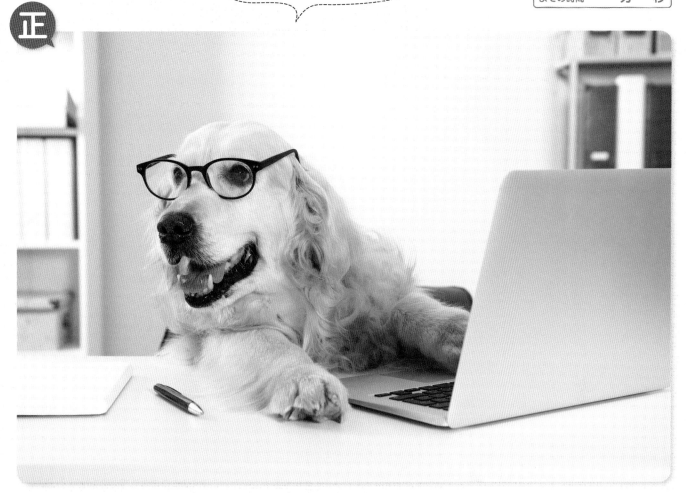

誤 まちがいは5つ。1分で探してわん。

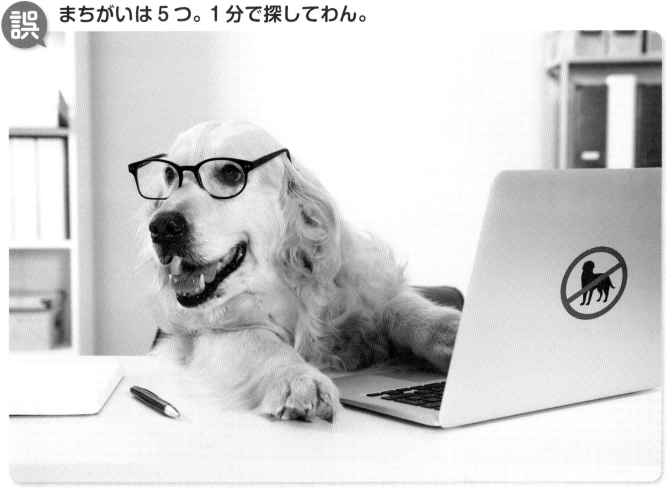

→解答は66ページ

23

チップ犬

これ、少ないけど
取っておきたまえ

正

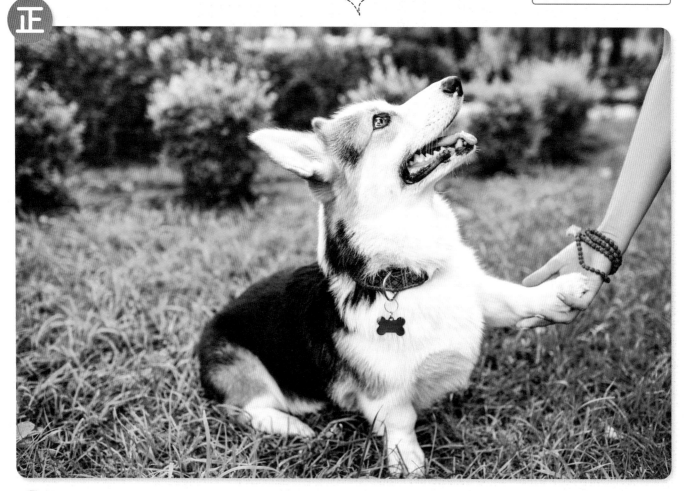

➡解答は66ページ

誤 まちがいは5つ。1分で探してわん。

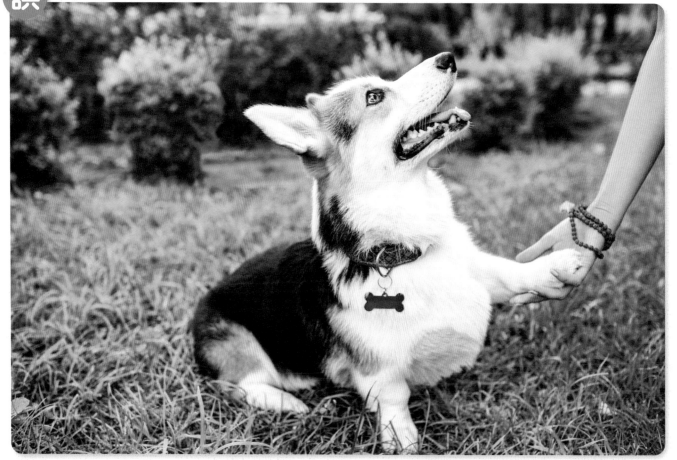

正

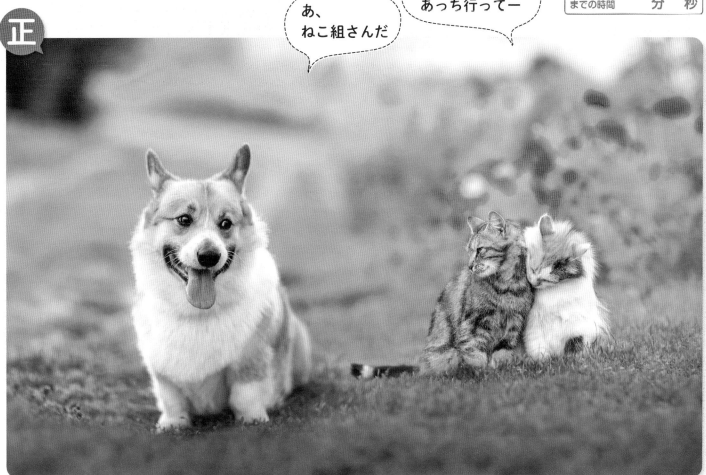

まちがいは5つ。1分で探してわん。

誤

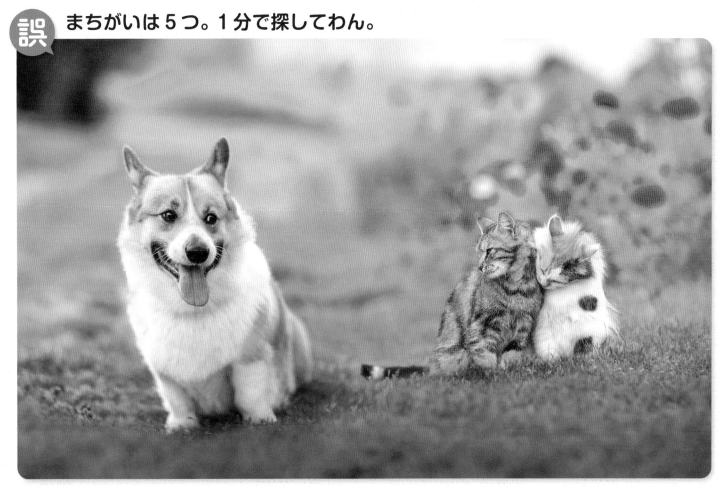

➡解答は66ページ

気づいてない犬

うしろ、
うしろって何？

正

◯ 解答は67ページ

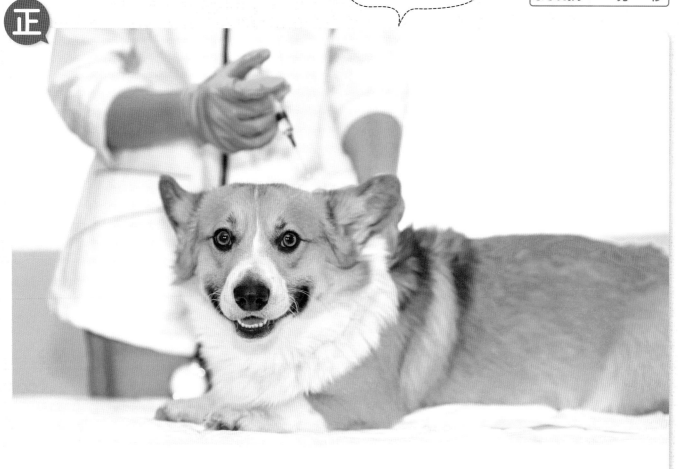

誤 まちがいは5つ。1分で探してわん。

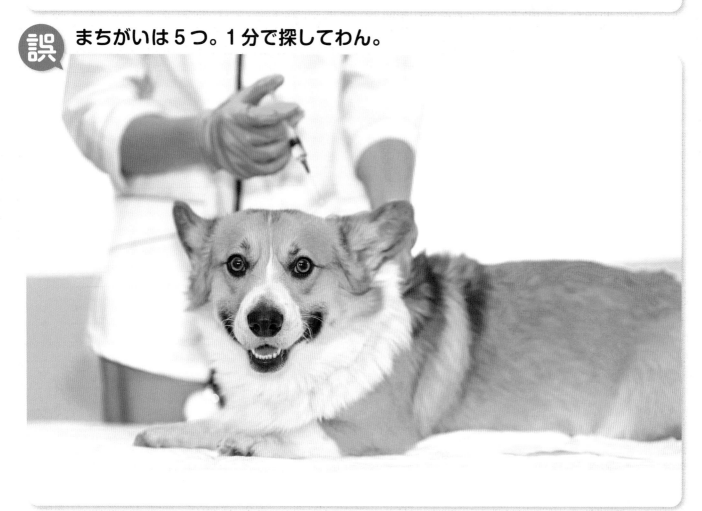

◯ 解答は67ページ

23 形状記憶耳犬

シワになってた？

正

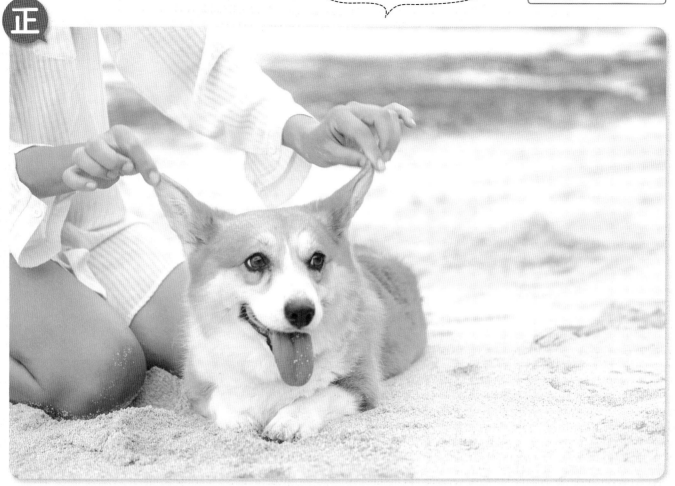

誤 まちがいは5つ。1分で探してわん。

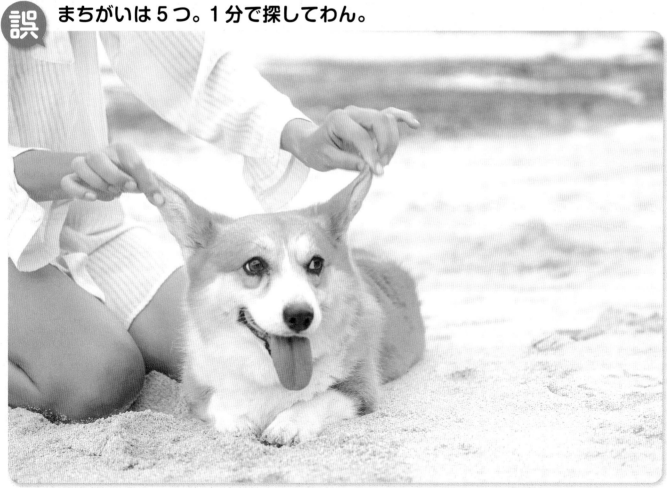

24 DJ犬

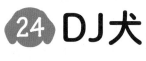

今日はいつもより
多く回ってます〜

| 1分で見つけた数 | 個 |
| 全部見つけるまでの時間 | 分　秒 |

正

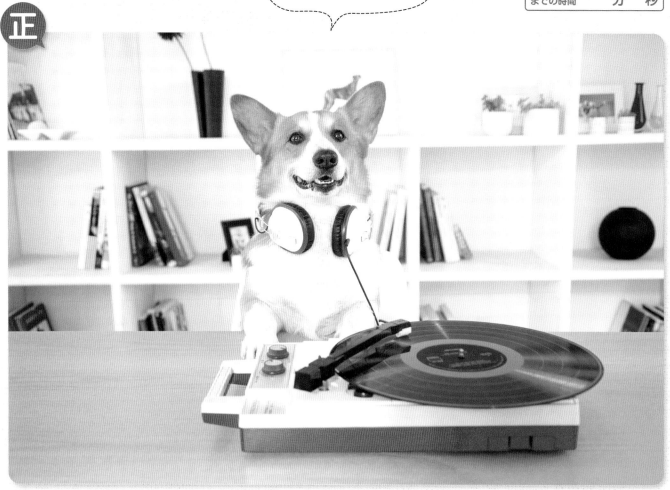

➡解答は67ページ

誤　まちがいは5つ。1分で探してわん。

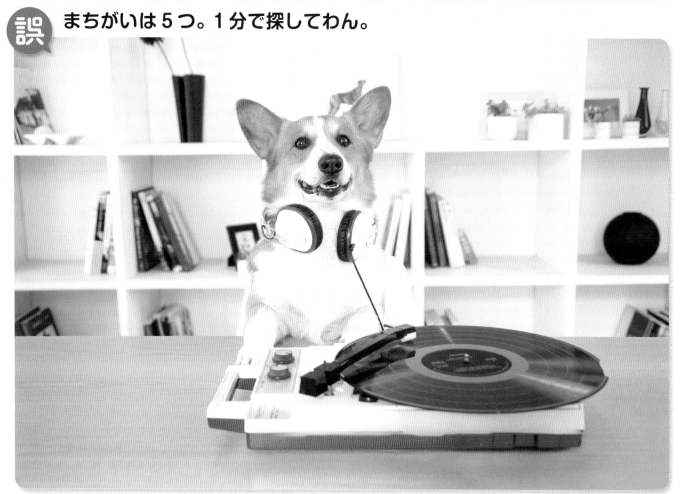

28

えっ、今日デートがぁ……

残業を頼む

1分で見つけた数	個
全部見つけるまでの時間	分　秒

正

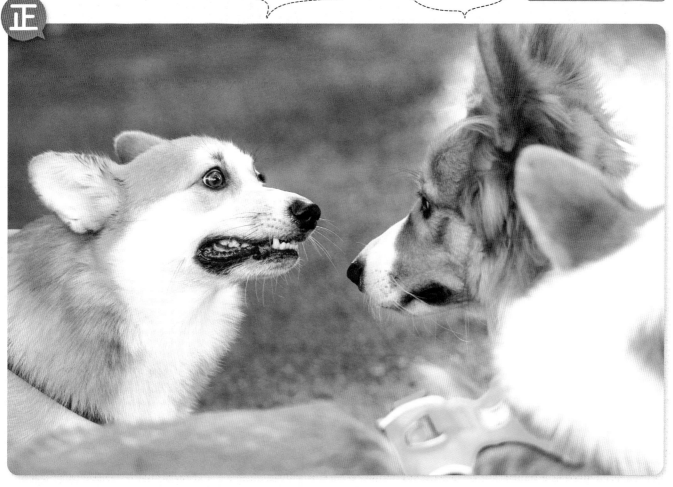

誤 まちがいは5つ。1分で探してわん。

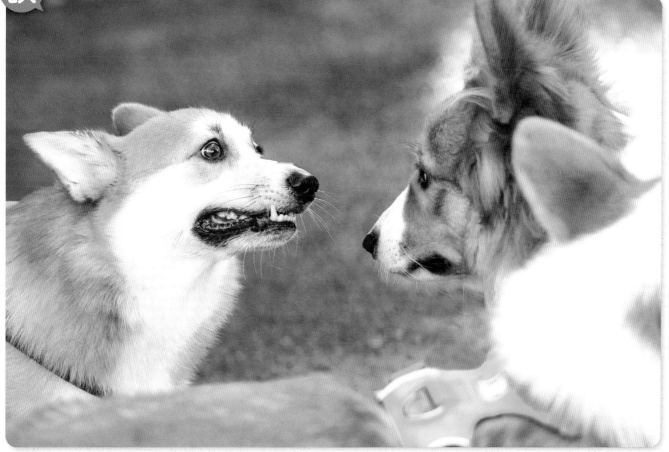

→解答は67ページ

26 疑い犬

前回、
深爪しましたよね？

正

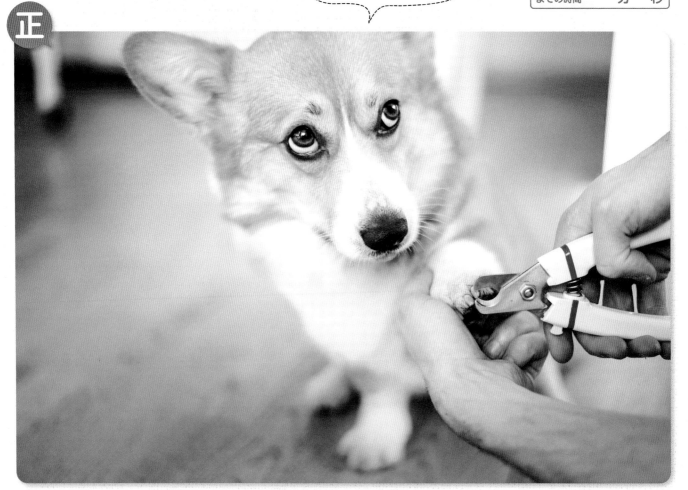

まちがいは5つ。1分で探してわん。

誤

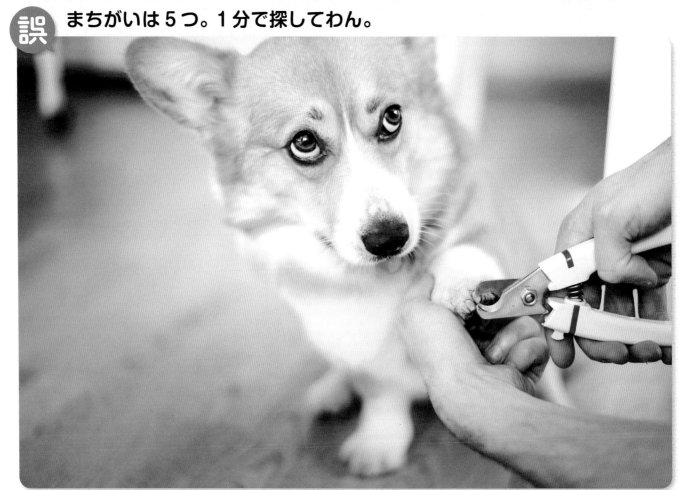

◯解答は67ページ

27 春待ち犬

正

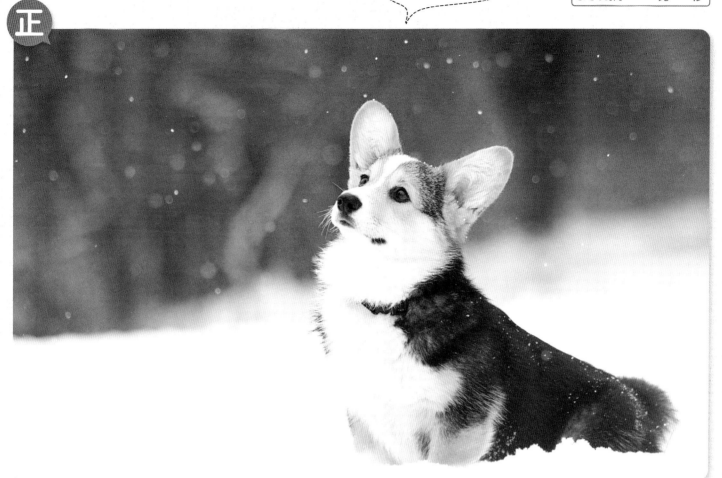

誤 まちがいは５つ。１分で探してわん。

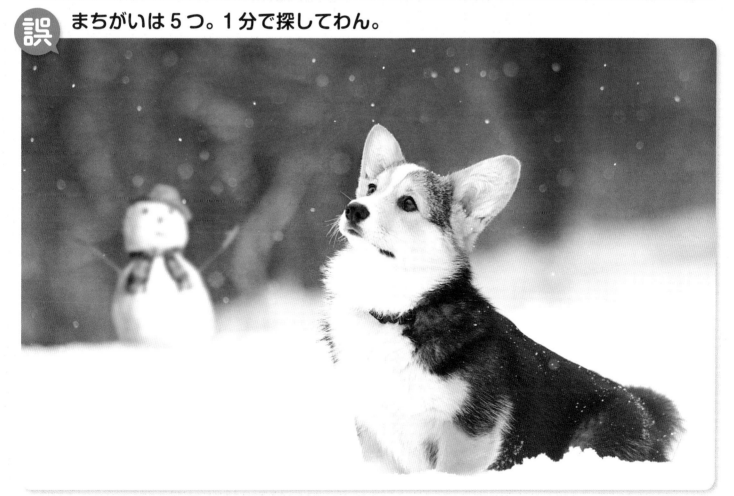

●解答は67ページ

必殺！
コーギーポーズ！

正

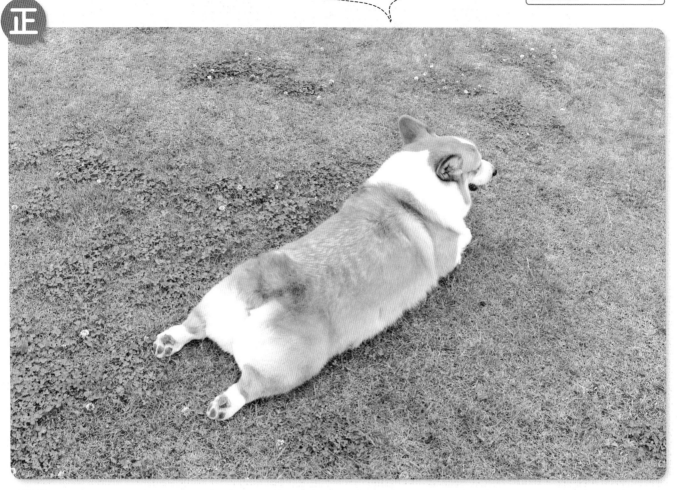

➡解答は67ページ

誤　まちがいは5つ。1分で探してわん。

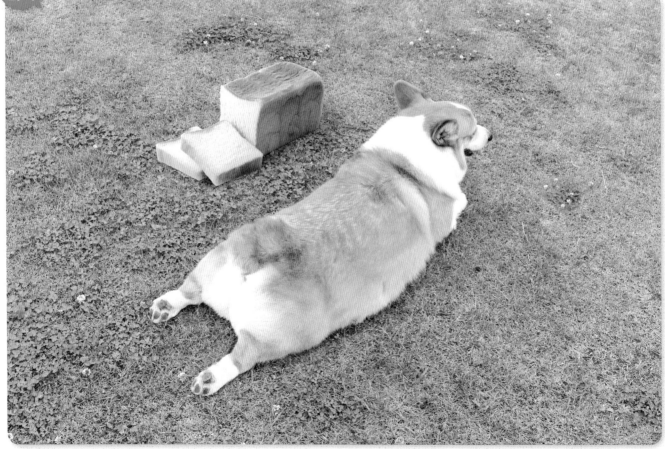

は？生タイプ
もうないんすか？

正

→解答は67ページ

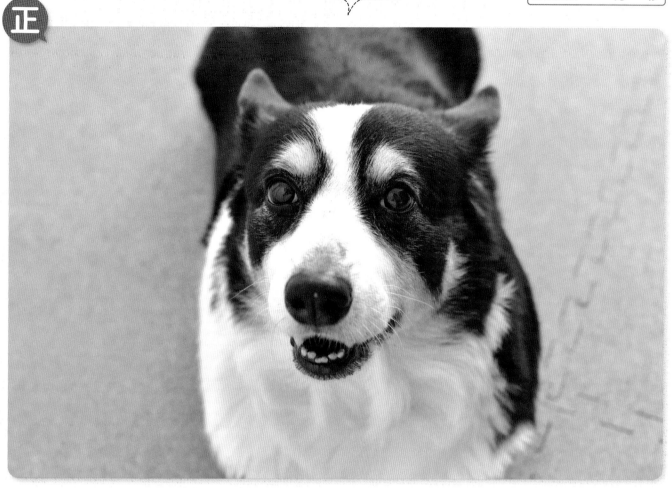

誤 まちがいは5つ。1分で探してわん。

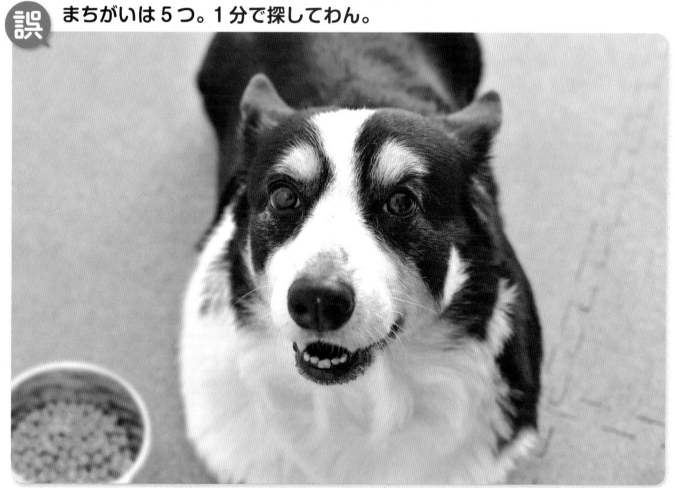

30 遅刻犬

目覚まし
鳴ったっけ？

セット
し忘れまちた

正

→ 解答は68ページ

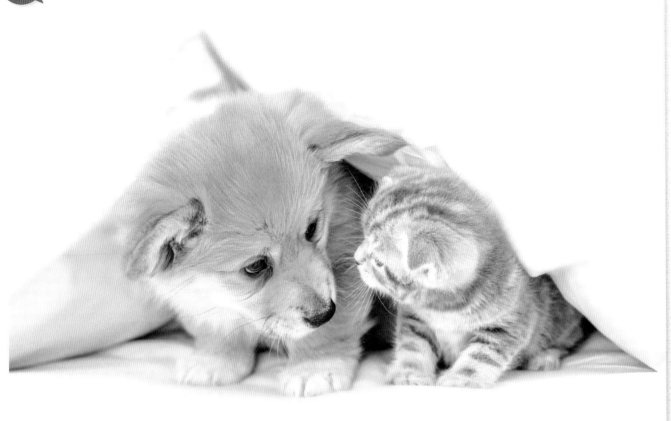

 誤 **まちがいは5つ。1分で探してわん。**

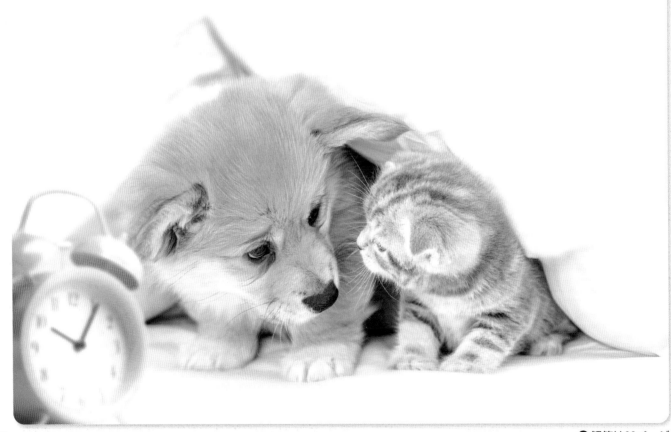

34

→ 解答は68ページ

木の葉隠れの術！
あれ？消えませんね

正

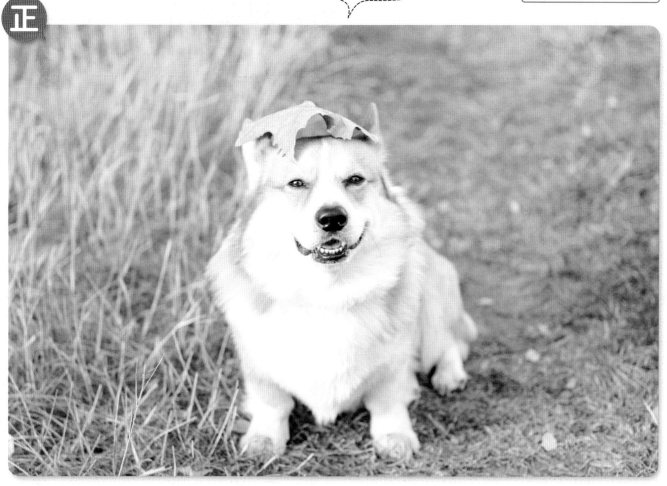

誤 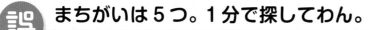 まちがいは5つ。1分で探してわん。

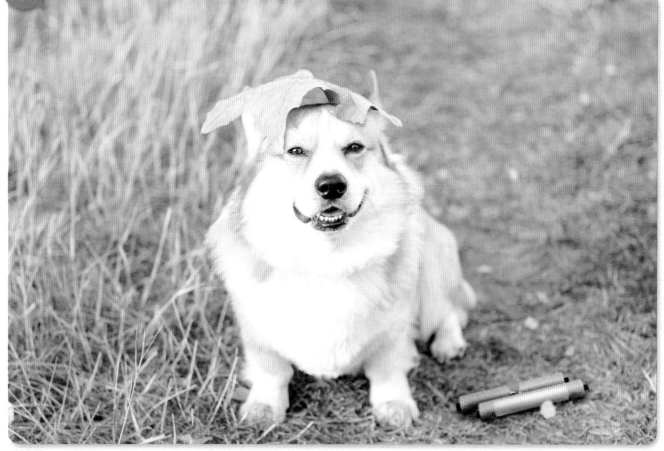

ハイタッチ犬

もうちょっと……
これが、限界

1分で見つけた数		個
全部見つけるまでの時間	分	秒

正

● 解答は68ページ

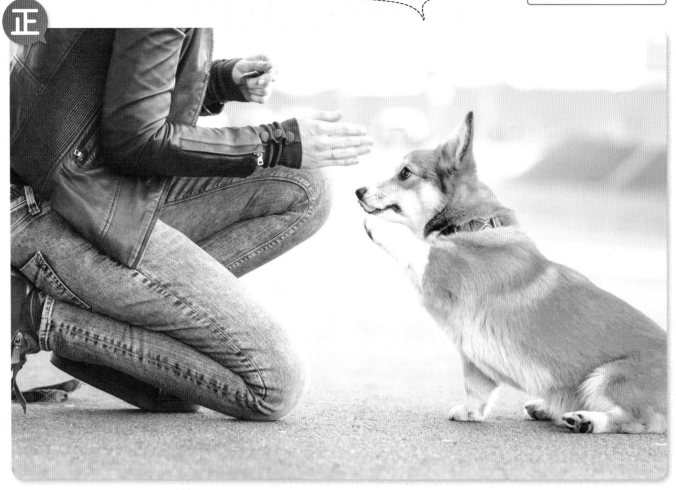

誤 **まちがいは5つ。1分で探してわん。**

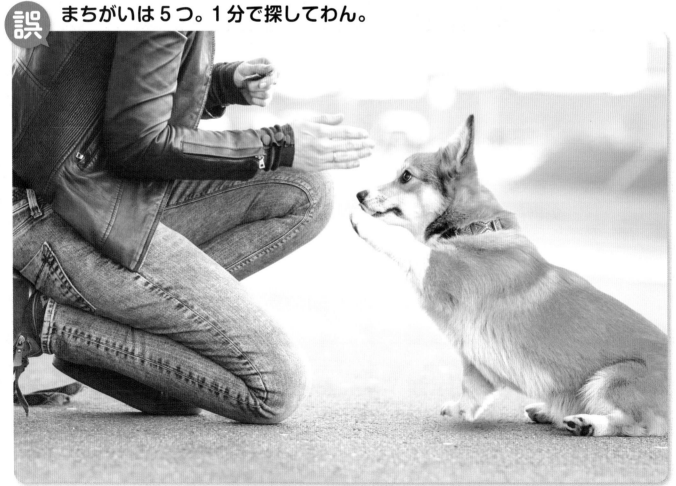

33 桟橋犬

泓ぐ？
ボク犬かきなら得意だよ

1分で 見つけた数	個
全部見つける までの時間	分 秒

正

➡解答は68ページ

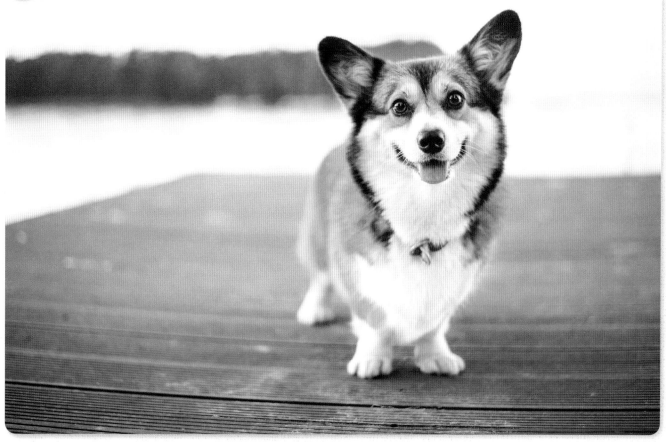

誤 まちがいは5つ。1分で探してわん。

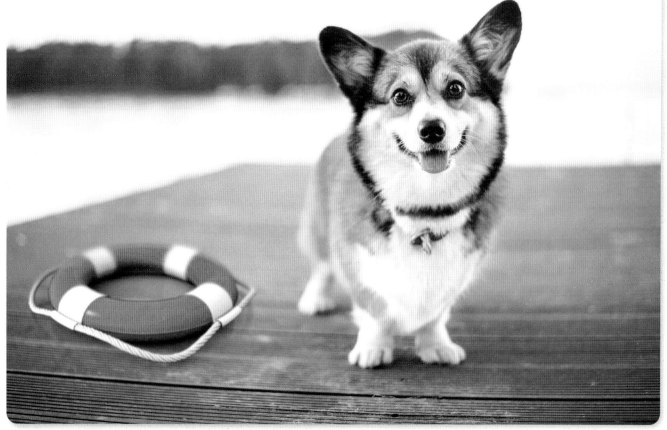

➡解答は68ページ

1分で 見つけた数		個
全部見つける までの時間	分	秒

正

ねえねえっ！
煙突から誰か入ってきた！

むにゃ
むにゃ

● 解答は68ページ

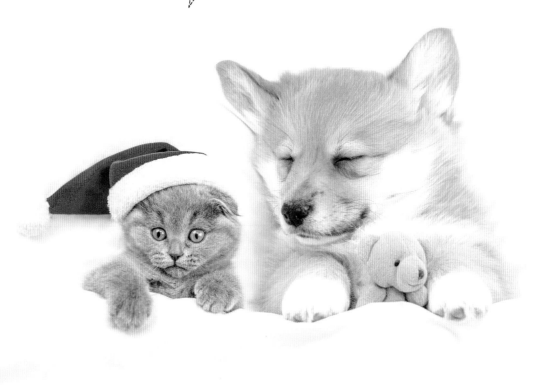

誤 まちがいは5つ。1分で探してわん。

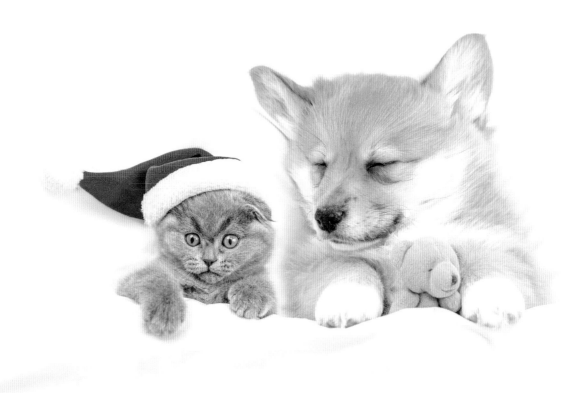

35 お風呂ごっこ犬

正

きゃー、えっちー

シャワーでーす

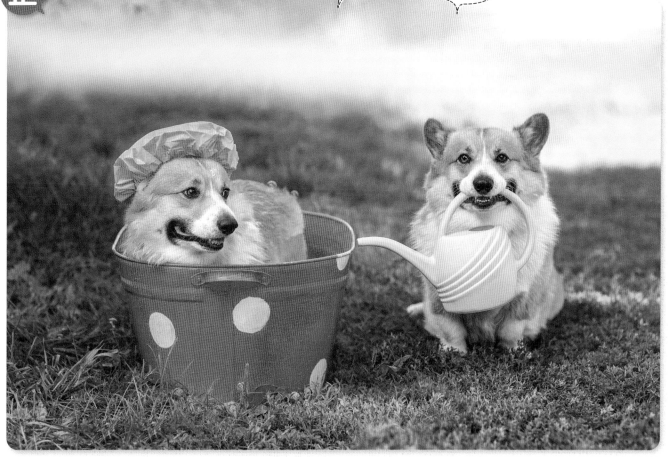

誤 まちがいは5つ。1分で探してわん。

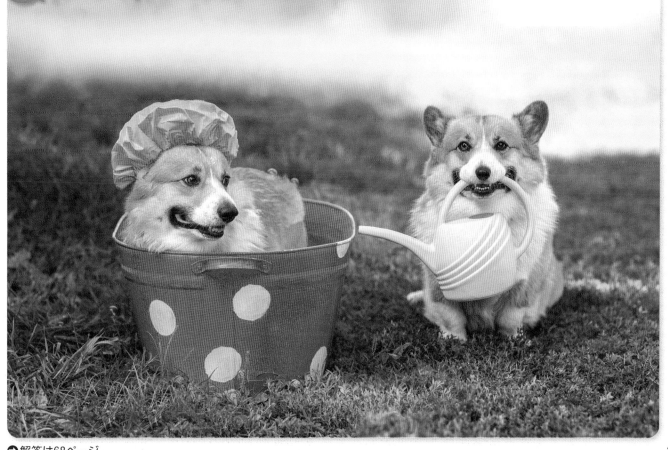

→解答は68ページ

36 呼び込み犬

お客はん、
ちょっと寄ってきなはれ

正

➡解答は68ページ

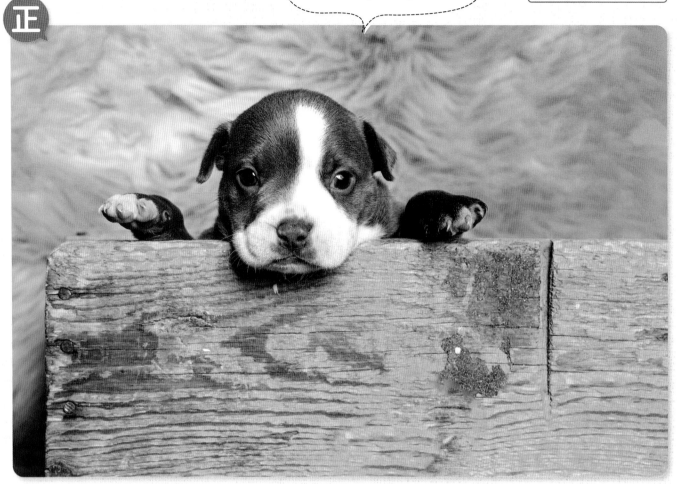

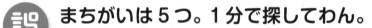
誤 まちがいは5つ。1分で探してわん。

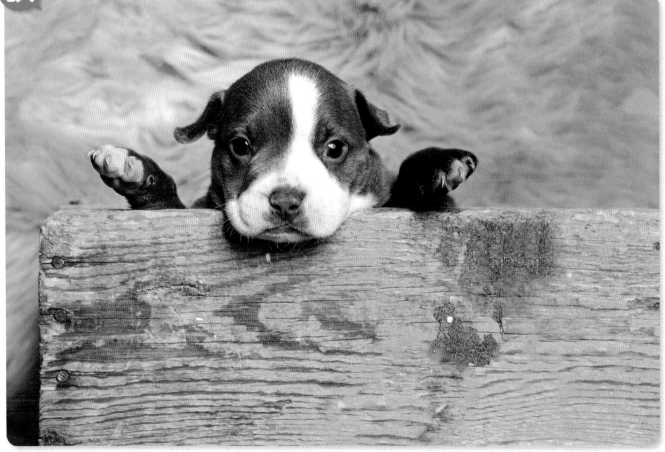

この跳び箱、低いな……

1分で見つけた数	個
全部見つけるまでの時間	分 秒

正

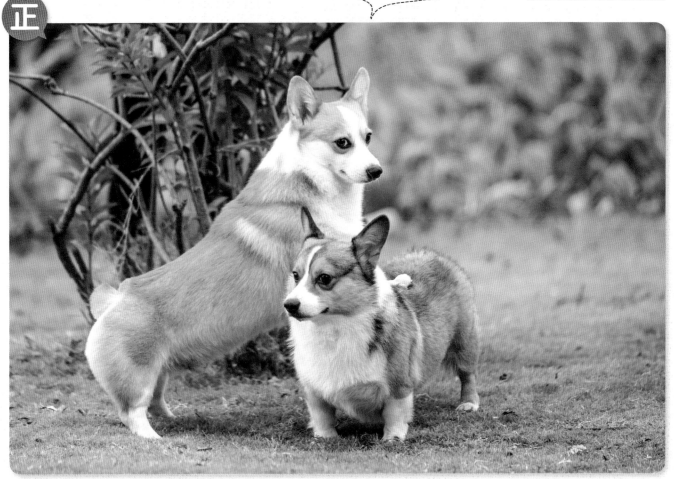

誤 まちがいは5つ。1分で探してわん。

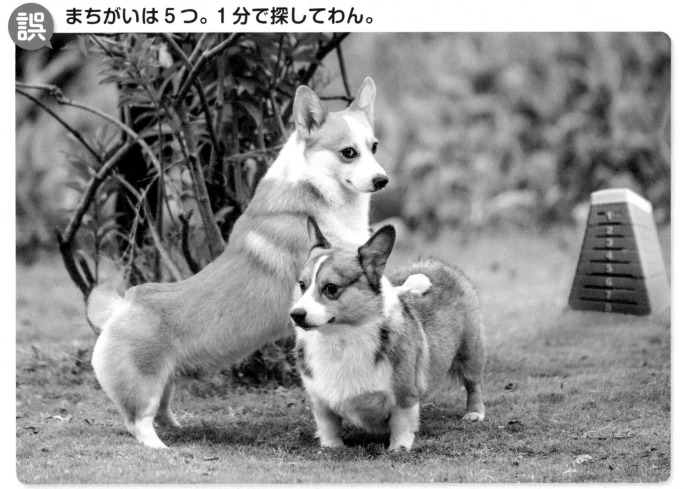

であるからして〜
……えと、何だっけかな

正

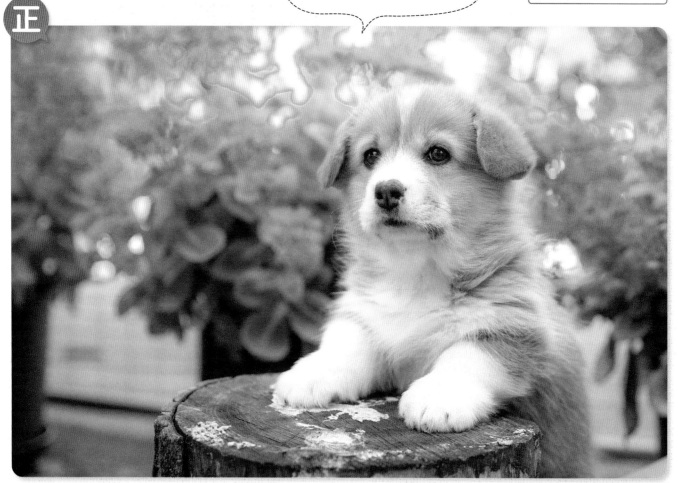

誤　まちがいは5つ。1分で探してわん。

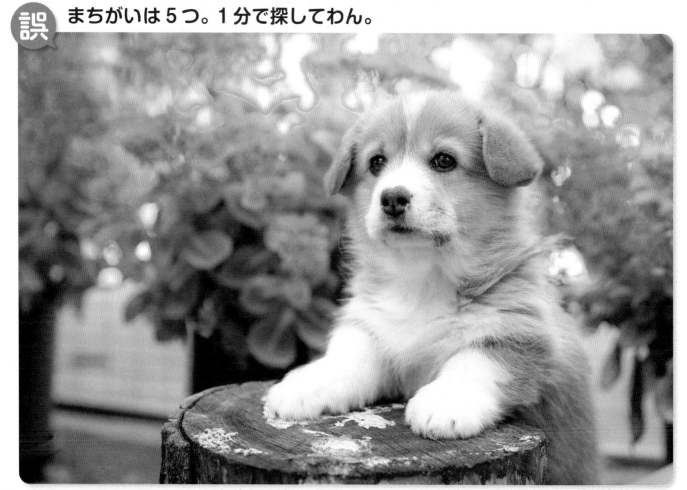

→解答は69ページ

39 トリック オア トリート犬

正

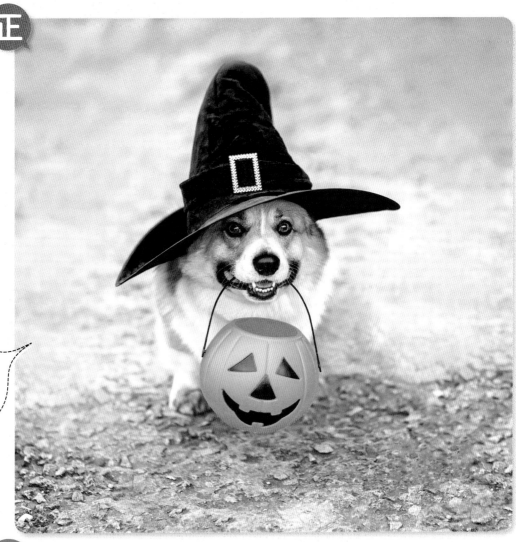

お菓子は、
いぬのガム一択で
お願いします

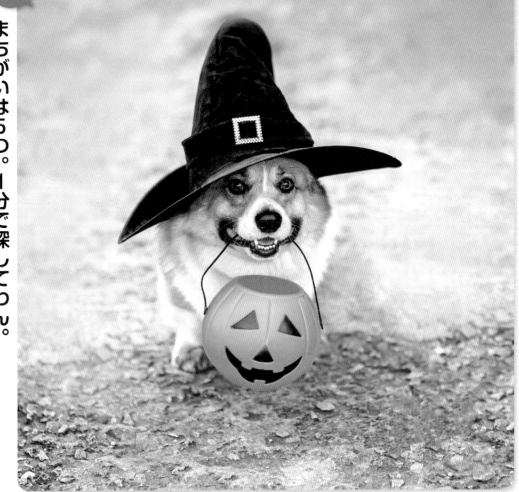

誤

まちがいは5つ。1分で探してわん。

1分で 見つけた数	個
全部見つける までの時間	分　秒

➡ 解答は69ページ

訴え犬

会社行かないで！
ボクといっしょにいてーっ

正

◎解答は69ページ

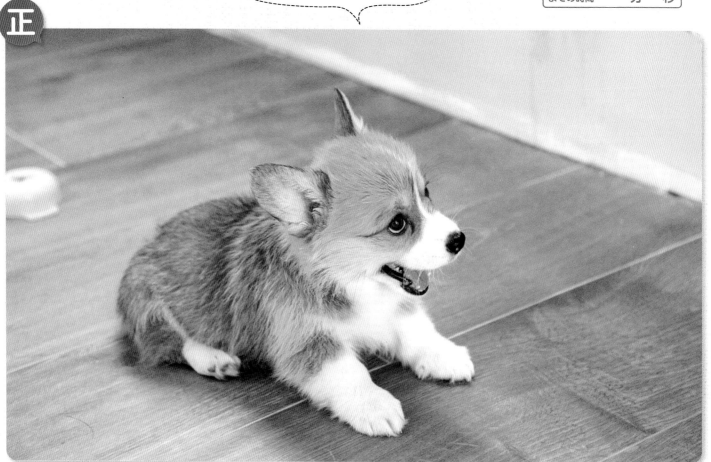

誤 まちがいは5つ。1分で探してわん。

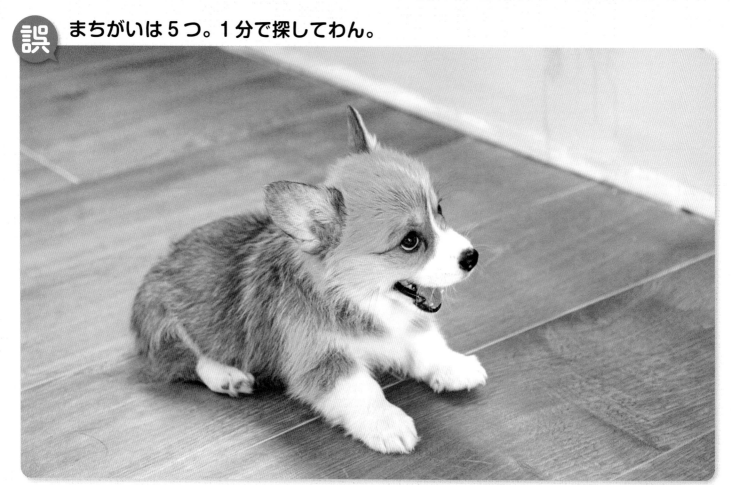

◎解答は69ページ

戦え！
スーパードッグ

正

おや？
事件のにおいがする！

1分で 見つけた数		個
全部見つける までの時間	分	秒

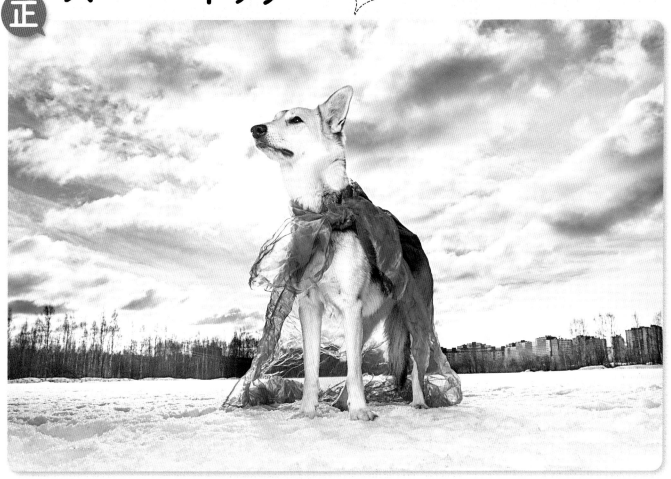

誤 まちがいは5つ。1分で探してわん。

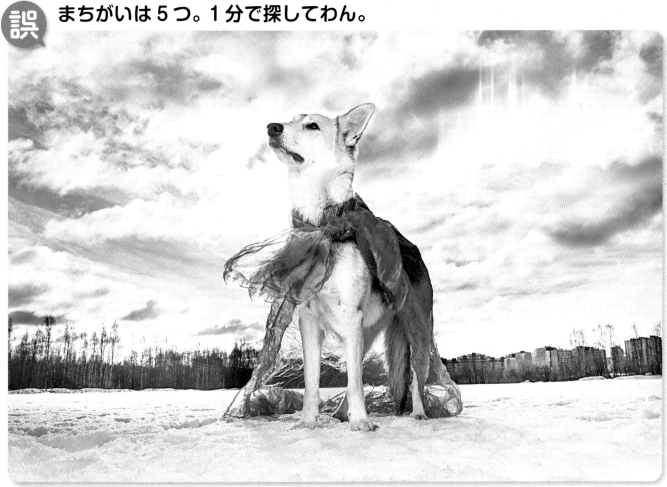

◯解答は69ページ

45

42 多勢に無勢犬

私と知っての狼ぜきかっ！
待ち伏せとは卑怯なりっ！

正

➡解答は69ページ

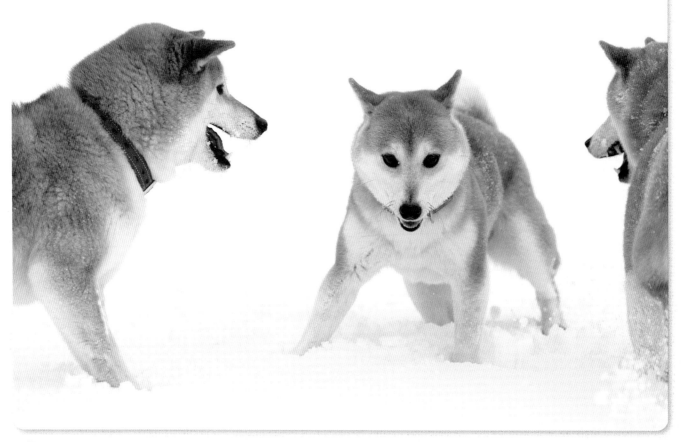

誤 **まちがいは5つ。1分で探してわん。**

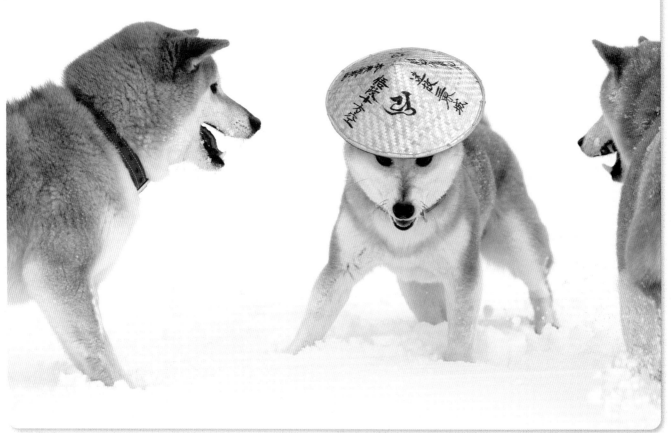

43 低姿勢犬

足が短いんじゃなくて、腰が低いんです

1分で 見つけた数	個
全部見つける までの時間	分　秒

正

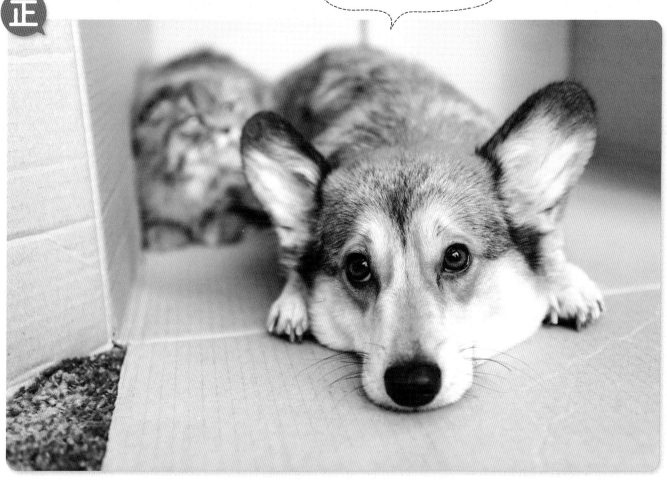

誤 **まちがいは5つ。1分で探してわん。**

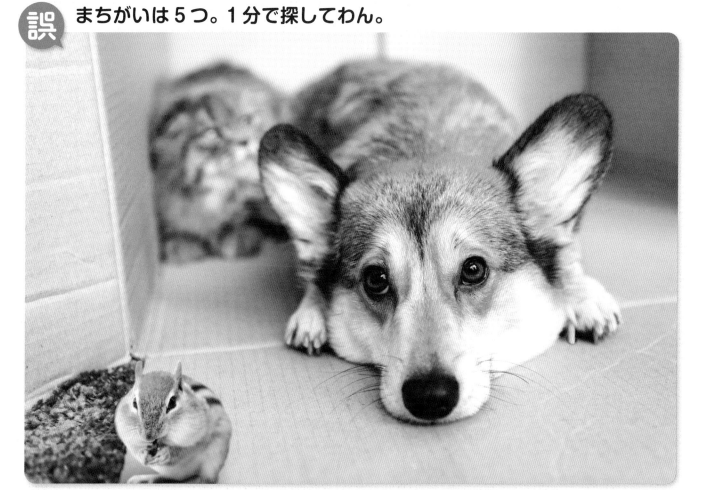

➡解答は69ページ

拳法犬

恐るべし
ワンフーの使い手

1分で
見つけた数　　　　個

全部見つける
までの時間　　分　秒

正

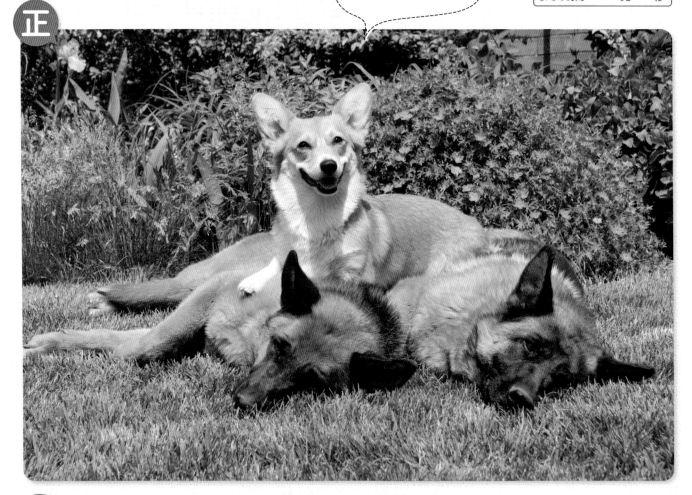

→解答は69ページ

まちがいは5つ。1分で探してわん。

誤

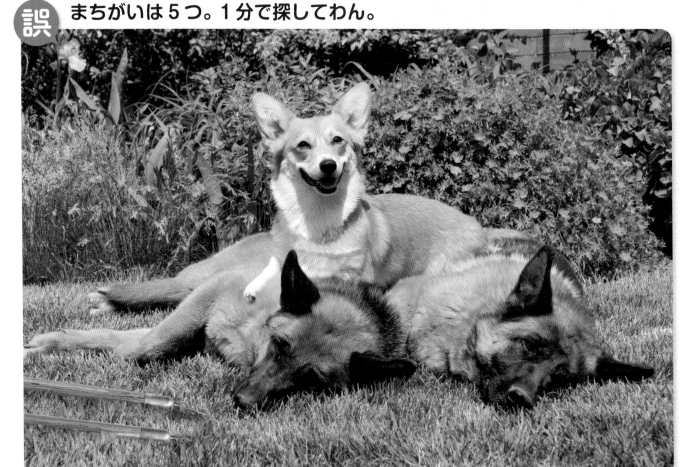

→解答は69ページ

45 洗濯犬

いっしょにたたまれた……

正

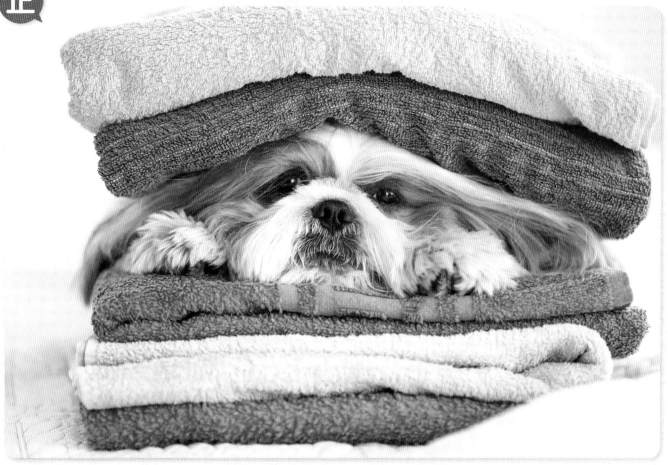

誤 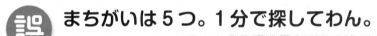 まちがいは5つ。1分で探してわん。

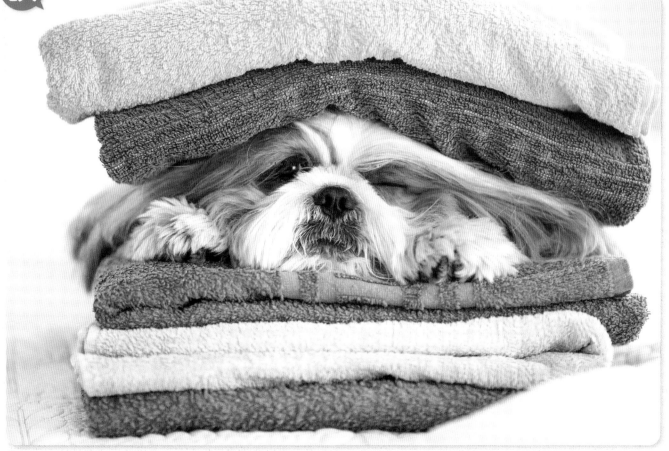

テーブルマナー、無理だっての

| 1分で見つけた数 | 個 |
| 全部見つけるまでの時間 | 分　秒 |

正

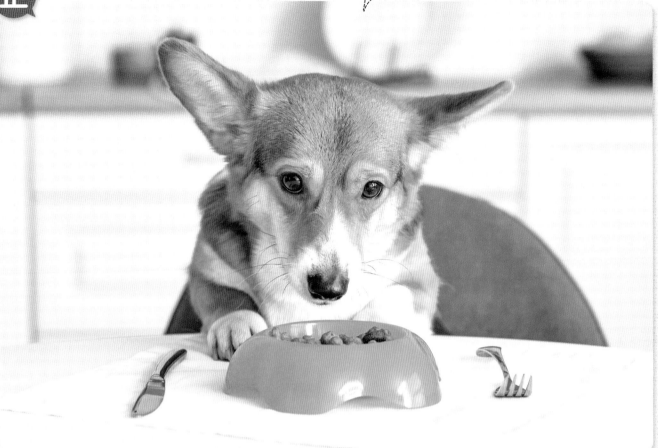

誤 まちがいは5つ。1分で探してわん。

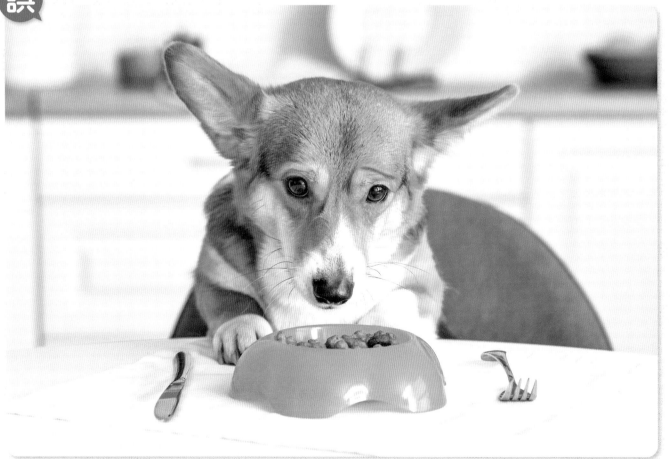

解答は70ページ

正

はい、今日は、
おジュースの作り方を
教えちゃいますね〜

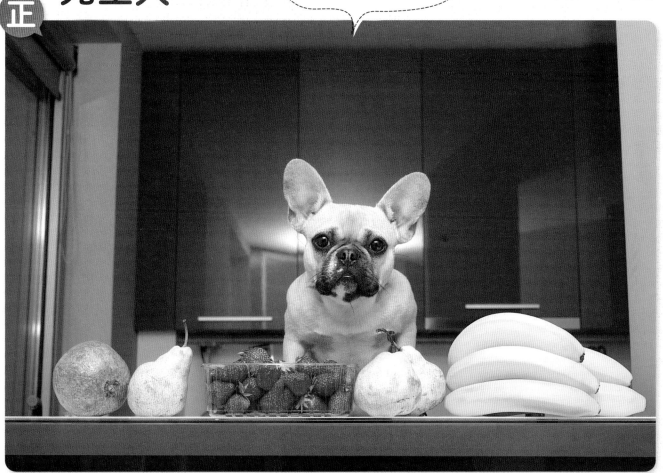

誤 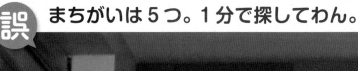 まちがいは5つ。1分で探してわん。

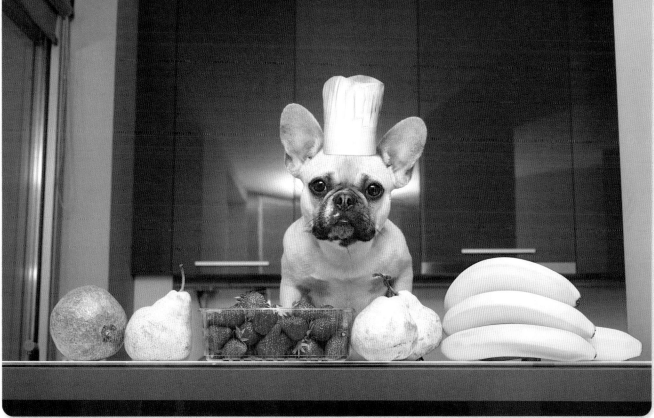

正

今度の白鳥役は
わたちね

負けないでしゅ

1分で見つけた数	個
全部見つけるまでの時間	分　秒

◯解答は70ページ

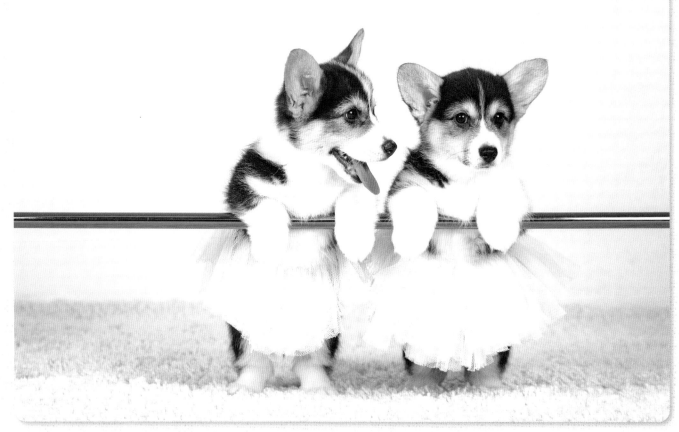

誤　まちがいは5つ。1分で探してわん。

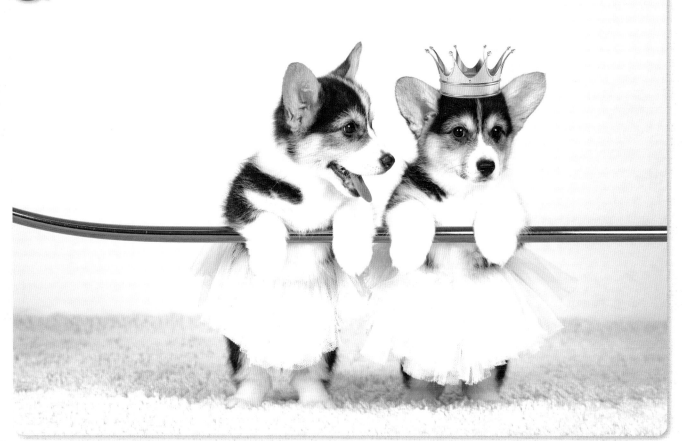

◯解答は70ページ

49

ご飯の時間犬

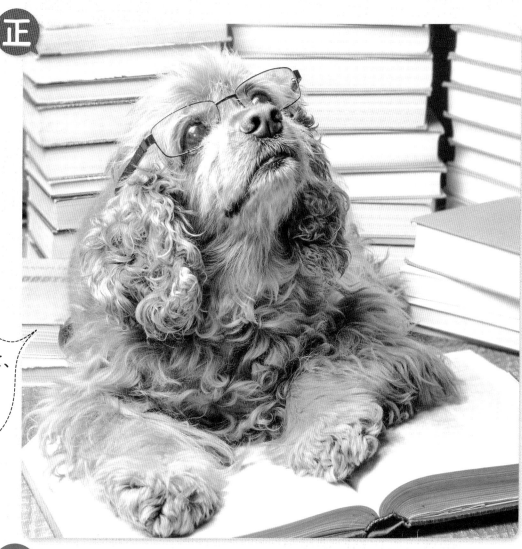

ちょっと待って、
このページを
読み終えたら
行くわ

誤

まちがいは5つ。1分で探してわん。

| 1分で
見つけた数 | 個 |
| 全部見つける
までの時間 | 分　秒 |

➡ 解答は70ページ

私がこの辺の王じゃが、何かの？

1分で
見つけた数　　　　個
全部見つける
までの時間　　分　秒

正

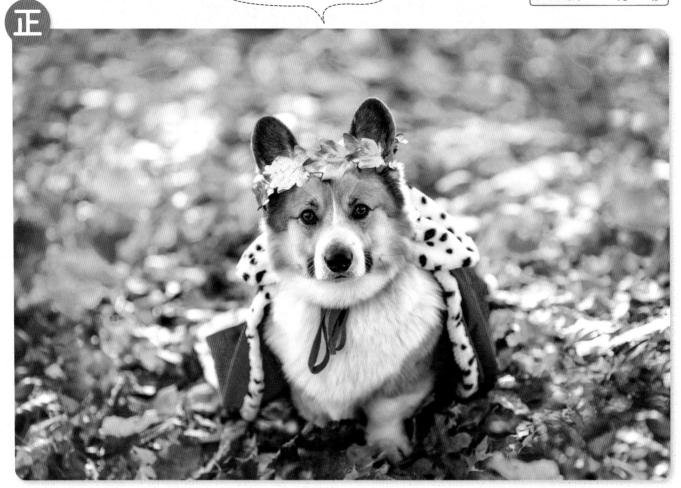

➡ 解答は70ページ

誤　まちがいは5つ。1分で探してわん。

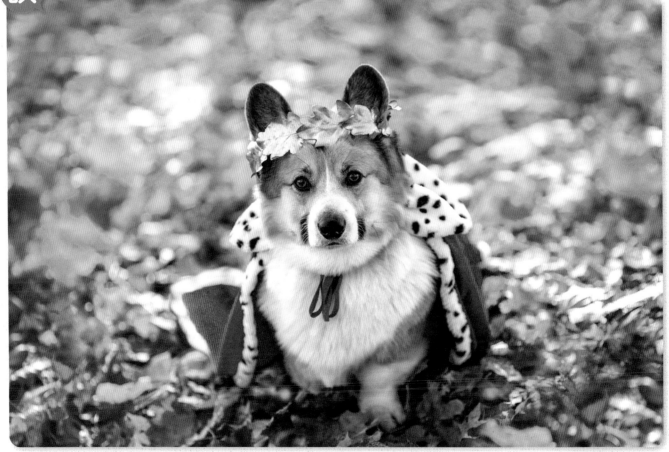

➡ 解答は70ページ

宇宙飛行士犬

正

ふーっ、ただいま。
やっぱ地球は青かったぜ

1分で 見つけた数	個
全部見つける までの時間	分 秒

● 解答は70ページ

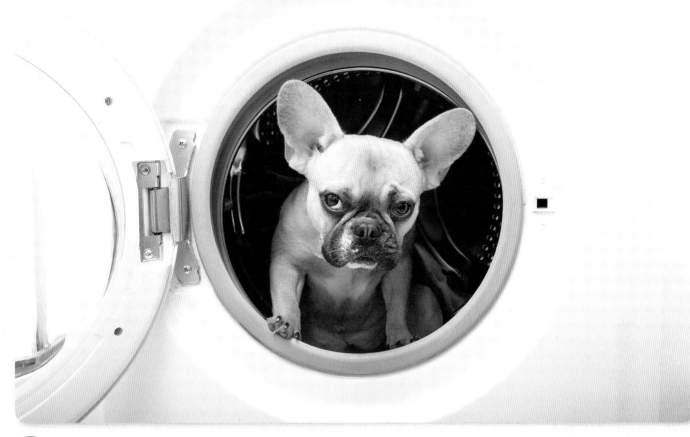

誤 まちがいは5つ。1分で探してわん。

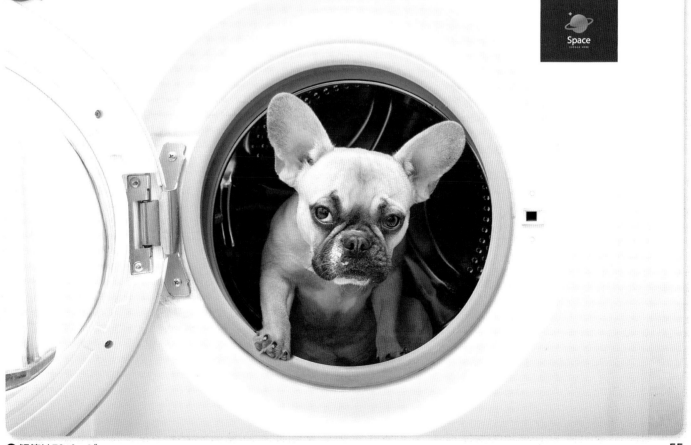

ちわー、
みかわ屋でーす

| 1分で見つけた数 | 個 |
| 全部見つけるまでの時間 | 分 秒 |

正

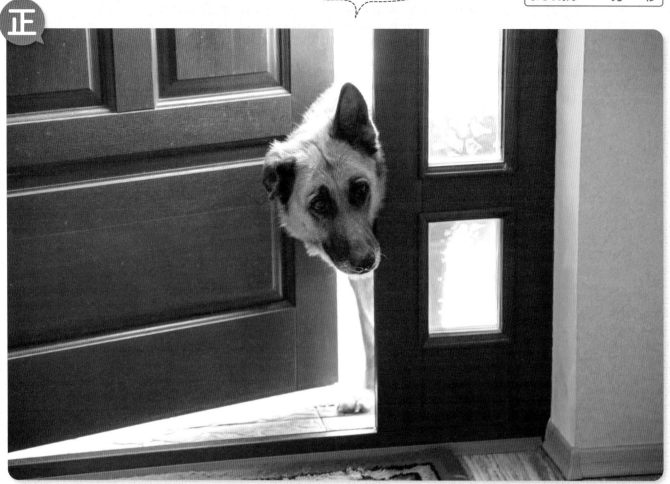

誤 まちがいは5つ。1分で探してわん。

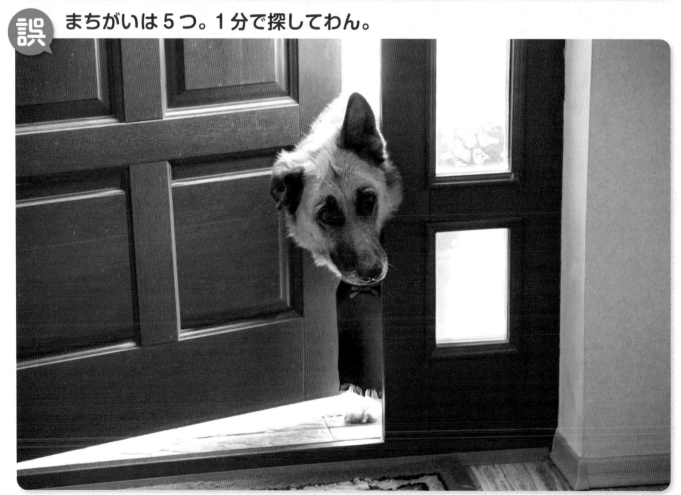

→ 解答は70ページ

53 校長犬

はい、みなさんが静かになるまでだいぶ待ちました。先生、成犬になるかと思いました

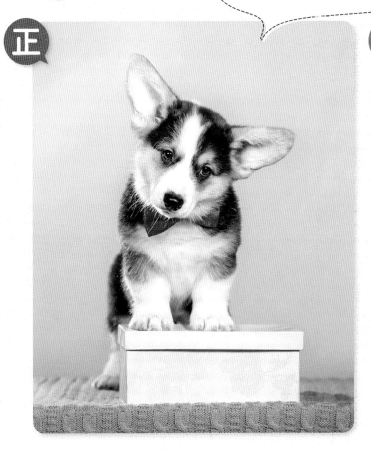

正

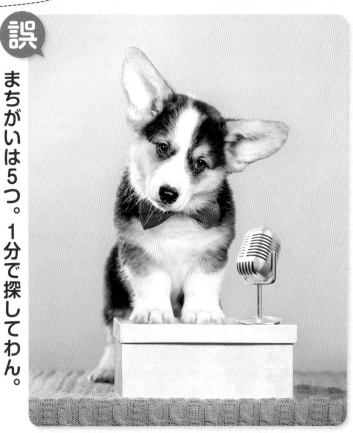

誤

まちがいは5つ。1分で探してわん。

➡解答は70ページ

54 長靴をはいた犬

正

誤

見て見て〜、おそろいだよ

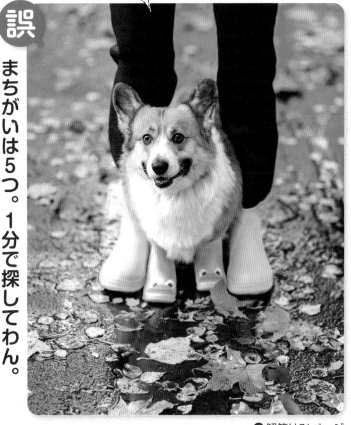

まちがいは5つ。1分で探してわん。

➡解答は71ページ

正

あれ、オレ、家のカギ閉めたっけ？

どしたん？

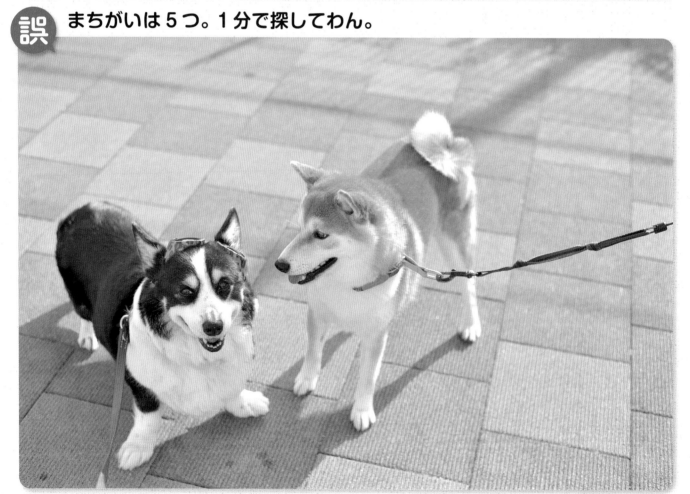

誤 **まちがいは5つ。1分で探してわん。**

➡解答は71ページ

56 メロン犬

これ、自転車の
新しいヘルメット

うわ、かぶった！
ボクのと

1分で 見つけた数	個
全部見つける までの時間	分　秒

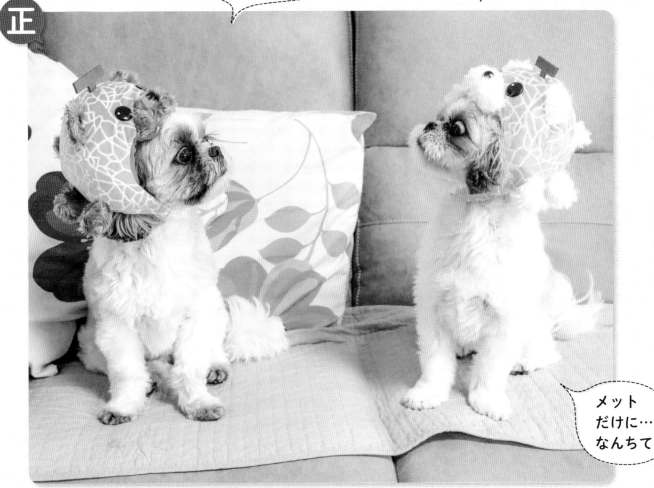

正

メット
だけに…
なんちて

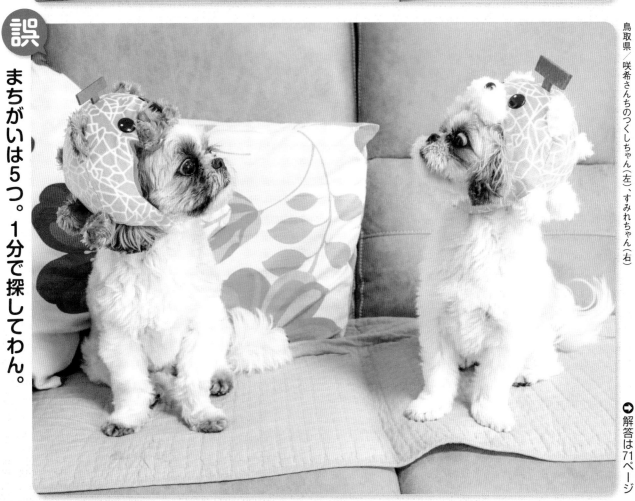

誤

まちがいは5つ。1分で探してわん。

鳥取県／咲希さんちのつくしちゃん（左）、すみれちゃん（右）

➡ 解答は71ページ

今日は
オオカミさんが
こられないので
私が代役です

1分で見つけた数	個
全部見つけるまでの時間	分 秒

正

◯解答は71ページ

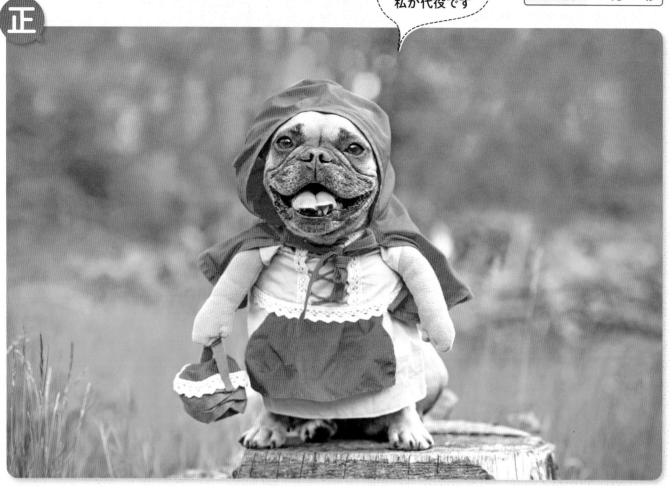

誤 まちがいは5つ。1分で探してわん。

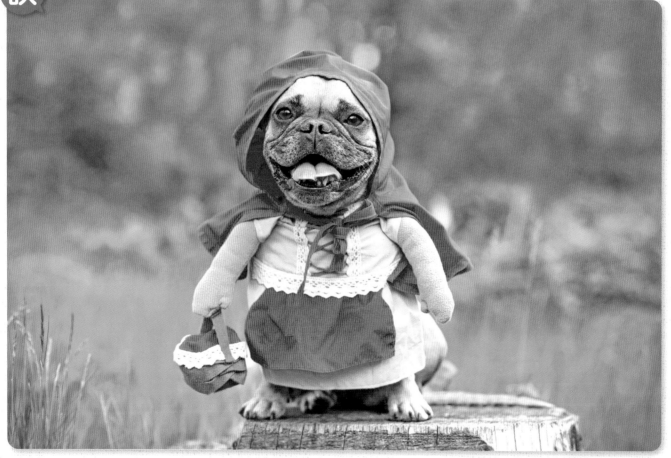

◯解答は71ページ

58 休日犬

お休みの日は、家でも外でも
ゴロゴローゴロゴローしてます

正

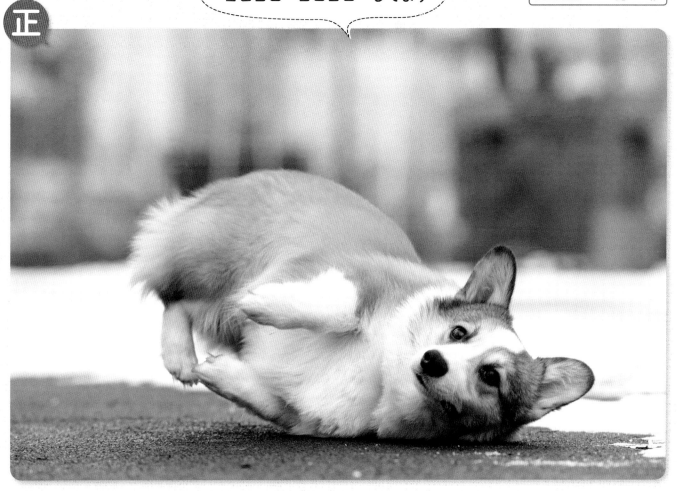

誤 **まちがいは5つ。1分で探してわん。**

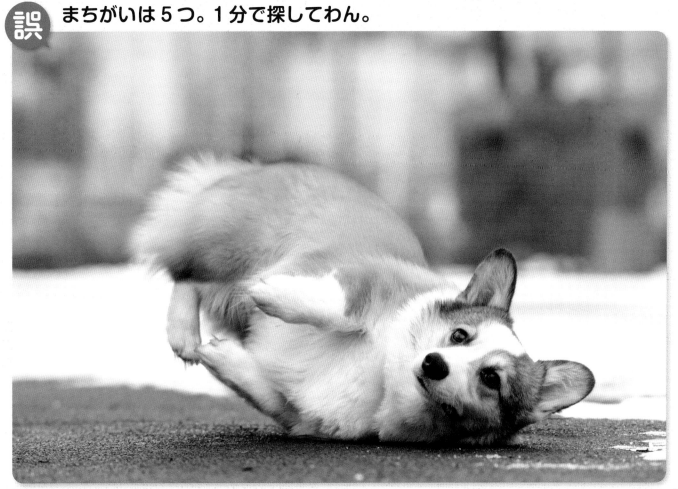

スタートラインは
こっちやで

| 1分で
見つけた数 | 個 |
| 全部見つける
までの時間 | 分　秒 |

正

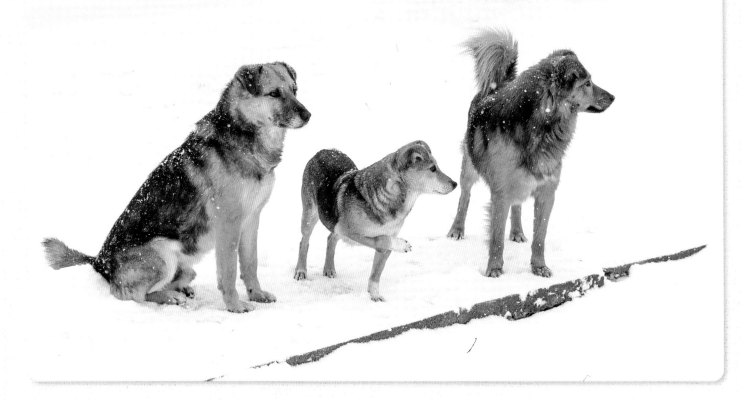

まちがいは5つ。1分で探してわん。

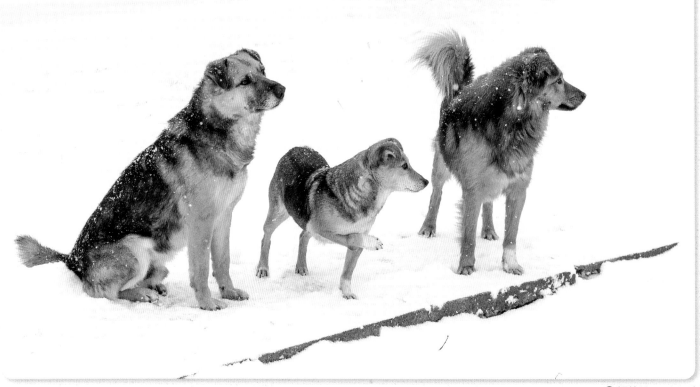

●解答は71ページ

ごあいさつ犬

どうも、ご主人
今日もいいお天気で。
エヘッ

1分で
見つけた数　　　　個

全部見つける
までの時間　　分　秒

正

● 解答は71ページ

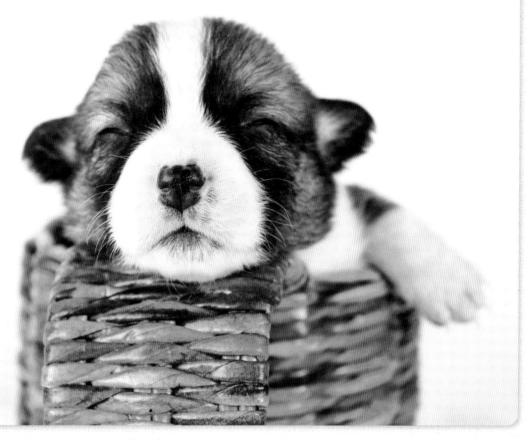

 誤　まちがいは5つ。1分で探してわん。

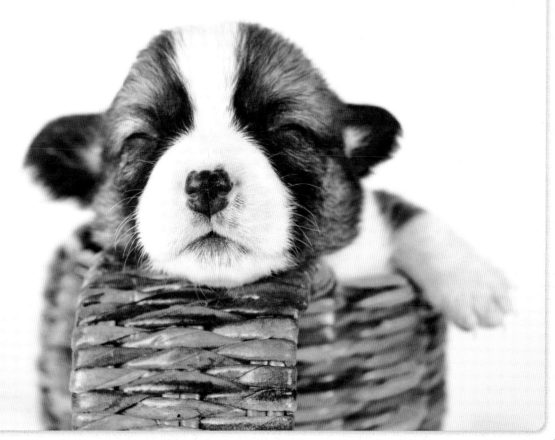

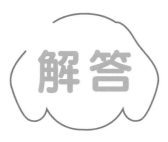

解答

※印刷による汚れ・カスレなどはまちがいに含まれません。

本書のまちがいさがしのやり方 人事採用犬（P4）

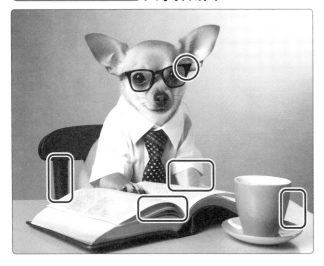

①覚えてる犬（P5）

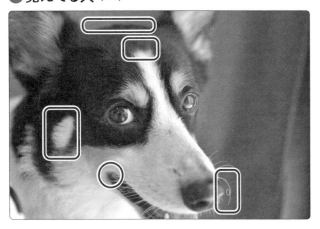

②ご所望犬（P6）

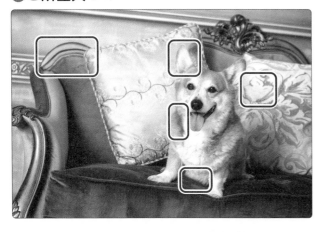

③論破され犬（P7）

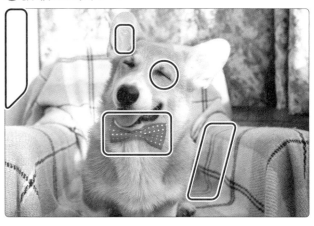

④濡れ衣犬（P8）

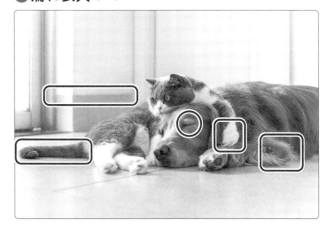

⑤経理犬（P9）

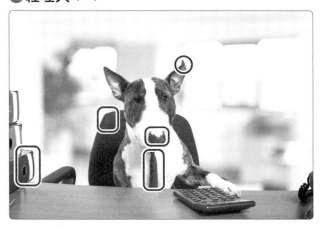

⑥セレブ犬（P10）

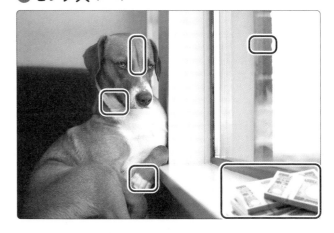

⑦ 下足番犬 (P11)

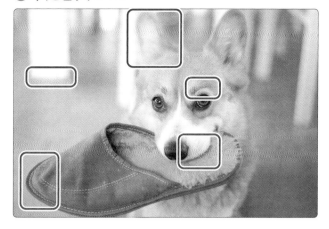

⑧ ルームサービス犬 (P12)

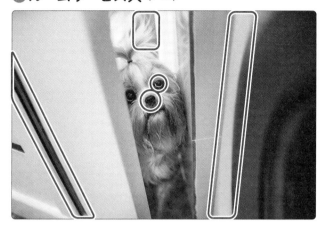

⑨ 心配犬 (P13)

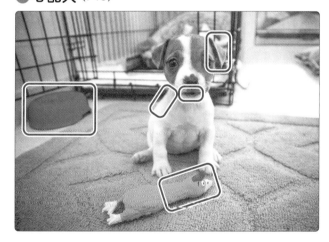

⑩ 百発百中犬 (P14)

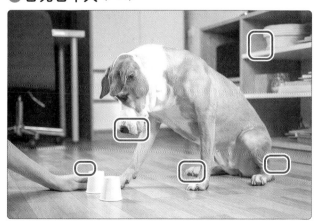

⑪ パン屋さん犬 (P15)

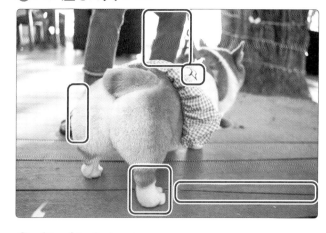

⑫ ゴシゴシ犬 (P16)

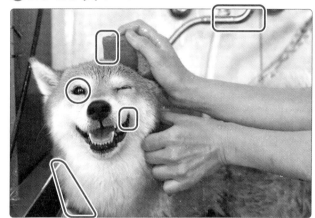

⑬ 春うらら犬 (P17)

⑭ MC犬 (P18)

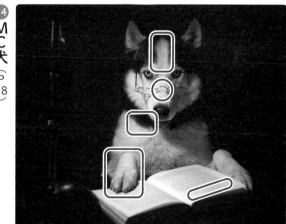

⑮ 知らなかった犬 (P19)

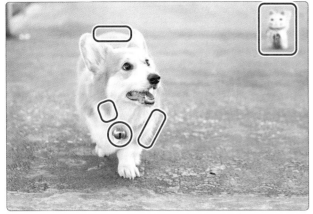

⑯ ダンス犬 (P20)

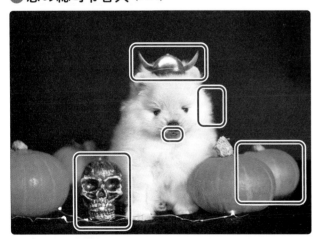

⑰ 悪の総司令官犬 (P21)

（P21の画像）

⑱ 気がのらない犬 (P22)

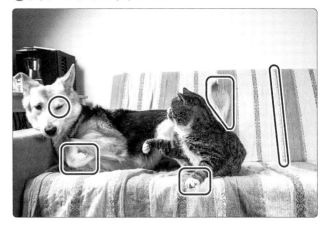

⑲ 課長犬 (P23)

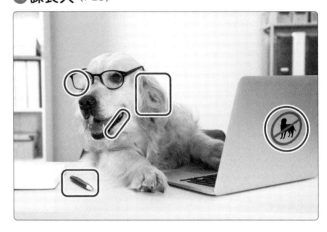

⑳ チップ犬 (P24)

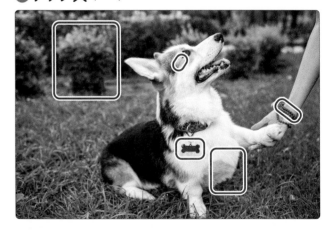

㉑ クラス分け犬 (P25)

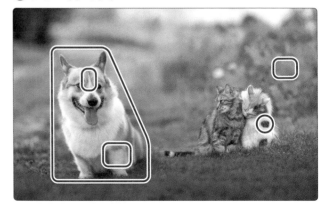

㉒ 気づいてない犬 （P26）

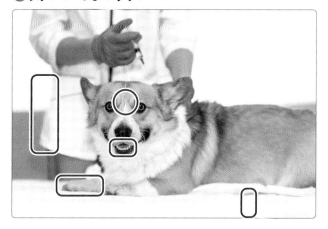

㉓ 形状記憶耳犬 （P27）

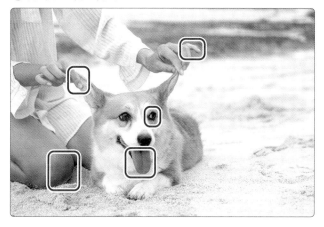

㉔ DJ犬 （P28）

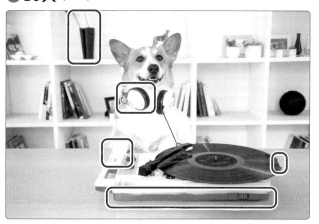

㉕ 板挟み犬 （P29）

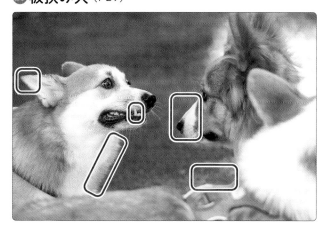

㉖ 疑い犬 （P30）

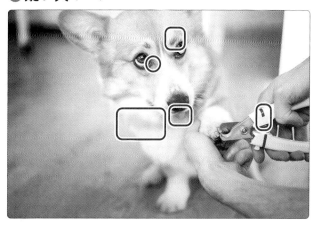

㉗ 春待ち犬 （P31）

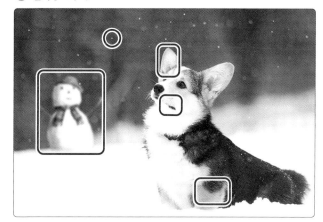

㉘ 自己主張犬 （P32）

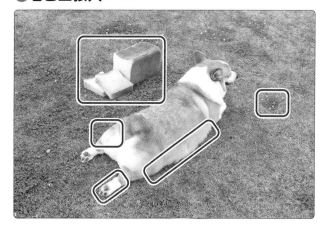

㉙ キョトン犬 （P33）

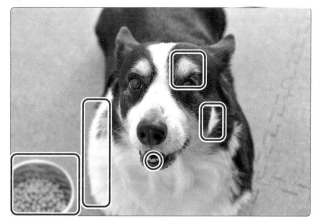

㉚ 遅刻犬 (P34)

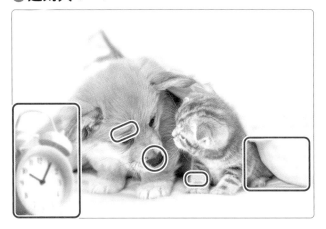

㉛ 忍法犬 (P35)

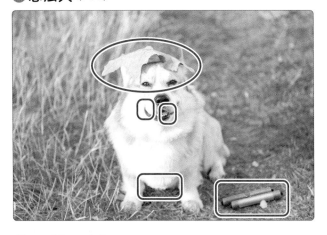

㉜ ハイタッチ犬 (P36)

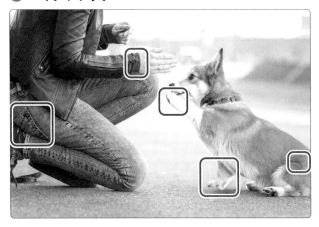

㉝ 桟橋犬 (P37)

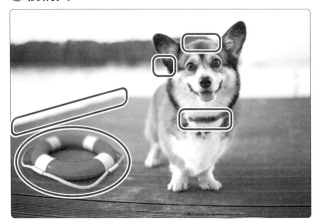

㉞ クリスマスイブ犬 (P38)

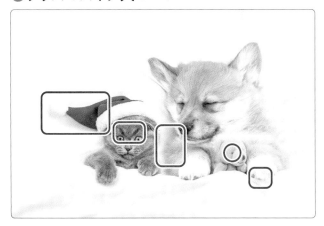

㉟ お風呂ごっこ犬 (P39)

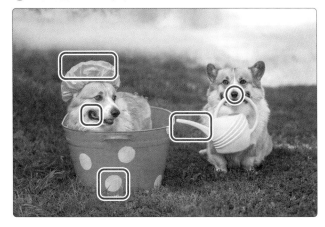

㊱ 呼び込み犬 (P40)

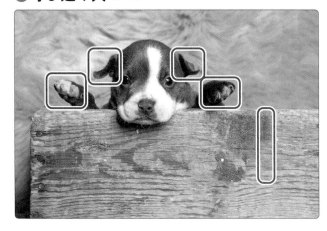

㊲ 体育授業犬 (P41)

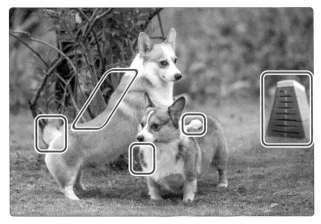

㊳ 演説犬（P42）

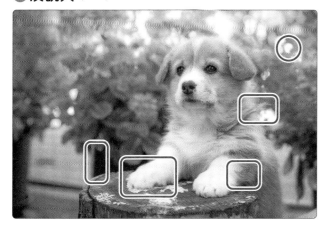

㊴ トリック オア トリート犬（P43）

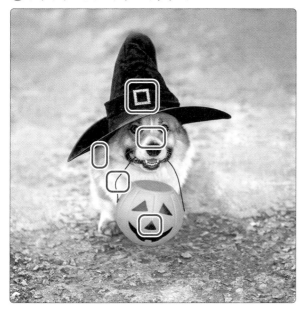

㊵ 訴え犬（P44）

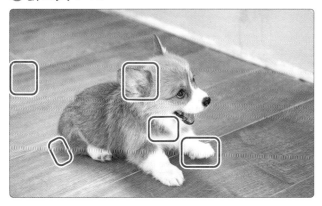

㊶ 戦え！スーパードッグ（P45）

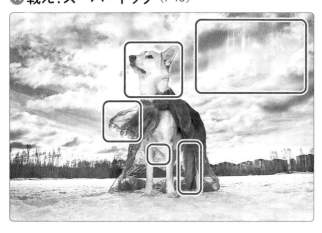

㊷ 多勢に無勢犬（P46）

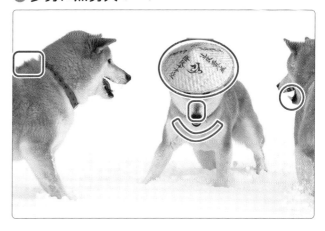

㊸ 低姿勢犬（P47）

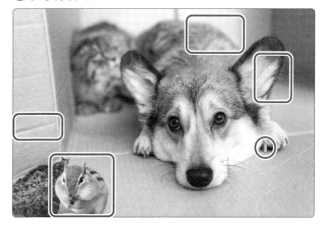

㊹ 拳法犬（P48）

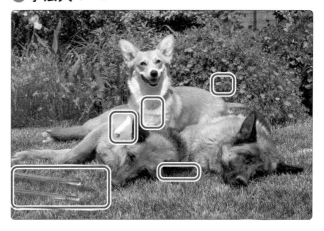

㊺ 洗濯犬（P49）

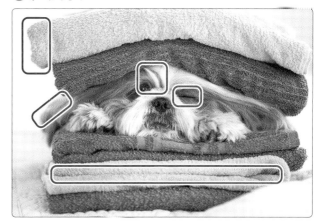

㊻無理難題犬 （P50）

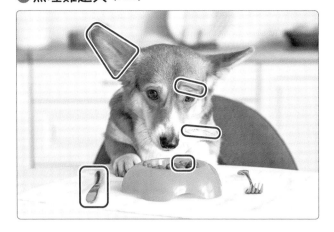

㊼クッキング先生犬 （P51）

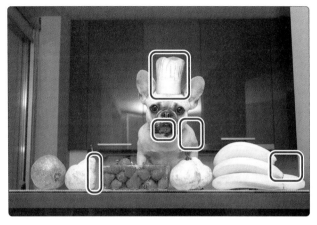

㊽ライバル犬 （P52）

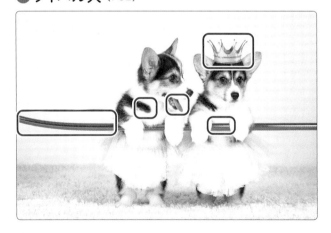

㊾ご飯の時間犬 （P53）

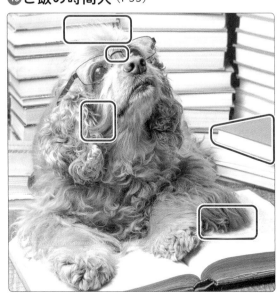

㊿国王犬 （P54）

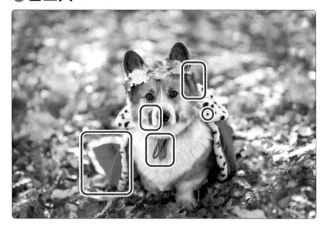

51宇宙飛行士犬 （P55）

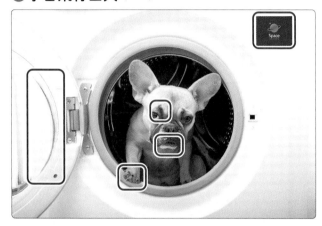

52御用聞き犬 （P56）

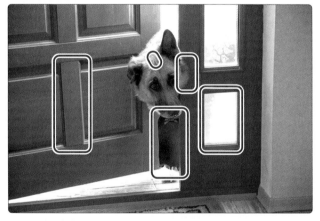

53校長犬 （P57）

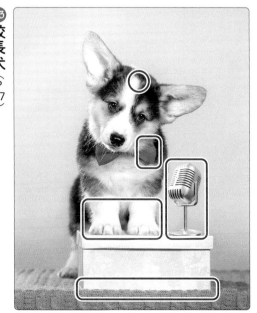

54 長靴をはいた犬 （P57）

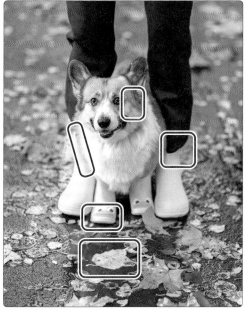

55 あやふや犬 （P58）

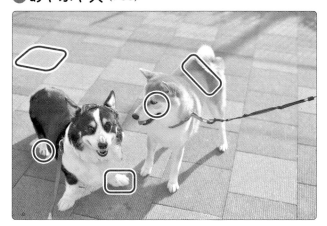

56 メロン犬 （P59）

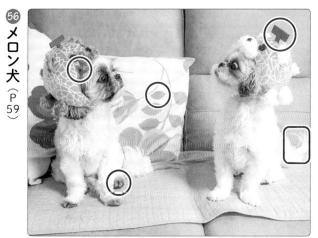

57 赤ずきんちゃん犬 （P60）

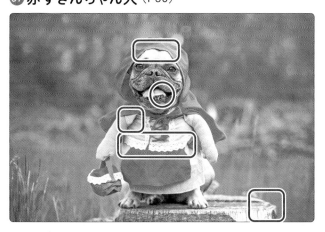

58 休日犬 （P61）

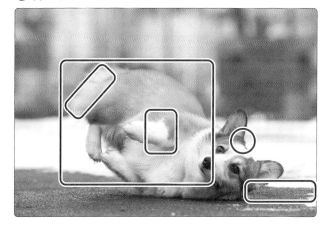

59 よーいドン犬 （P62）

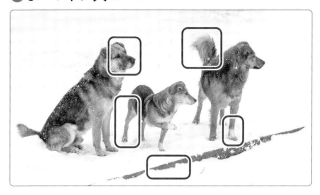

60 ごあいさつ犬 （P63）

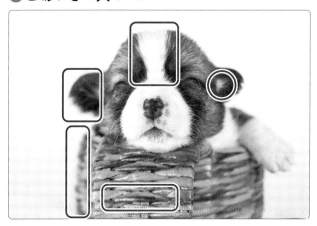

カバーの解答

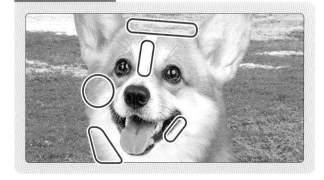

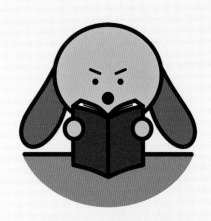

毎日脳活スペシャル

ワン！ミニット 1分見るだけ！
記憶脳 瞬間強化

いぬの
まちがいさがし
コーギーいっぱいの巻

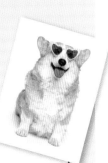

いぬの写真を大募集

『毎日脳活』編集部では、みなさまがお持ちの「いぬの魅力が伝わるかわいい写真」を大募集しています。お送りいただいた写真の中からよいものを選定し、本シリーズの「まちがいさがし」の題材として採用いたします。採用写真をお送りくださった方には薄謝を差し上げます。

送り先 inu@wks.jp

※応募は電子メールに限ります。

※お名前・年齢・ご住所・電話番号・メールアドレス・いぬの名前を明記のうえ、タイトルに「いぬの写真」と記してお送りください。

※なお、写真は、第三者の著作権・肖像権などいかなる権利も侵害しない電子データに限ります。

※写真のデータサイズが小さい、画像が粗い、画像が暗いなどの理由で掲載できない場合がございます。

ご応募をお待ちしております。

監修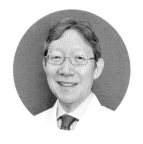

杏林大学名誉教授・医学博士
古賀良彦（こが よしひこ）

慶應義塾大学医学部卒業。杏林大学医学部精神神経科学教室主任教授を経て現職。
専門分野は精神障害の精神生理学的研究ならびに香りや食品が脳機能に与える効果の脳機能画像および脳波分析による研究。ぬり絵や折り紙、間違い探し、ゲームなどによる脳機能活性化についても造詣が深い。

編集人	飯塚晃敏
編集	株式会社わかさ出版　谷村明彦　原 涼夏
装丁	遠藤康子
本文デザイン	カラーズ
問題作成	プランニングコンテンツ・プラスワン　飛倉啓司
漫画	前田達彦
写真協力	Adobe Stock
発行人	山本周嗣
発行所	株式会社 文響社
	ホームページ　https://bunkyosha.com
	メール　info@bunkyosha.com
印刷	株式会社 光邦
製本	古宮製本株式会社

©文響社 Printed in Japan